（彩图画册版）

走近胡希恕

——胡老弟子跟师追忆与经方医学传承纪实

胡希恕名家研究室组织编写

主　编：马家驹

副主编：陈建国　　陶有强　　季之恺

编　委：冯学功　　张广中　　陈建国

　　　　季之恺　　徐晓峰　　陶有强

　　　　马家驹

中国中医药出版社

·北　京·

图书在版编目（CIP）数据

走近胡希恕 / 马家驹主编 . —北京：中国中医药出版社，2018.6（2021.10重印）
（中医师承学堂）

ISBN 978-7-5132-4923-2

Ⅰ . ①走…　Ⅱ . ①马…　Ⅲ . ①胡希恕（1898-1984）—纪念文集

Ⅳ . ① K826.2-53

中国版本图书馆 CIP 数据核字 (2018) 第 083071 号

中国中医药出版社出版

北京经济技术开发区科创十三街 31 号院二区 8 号楼

邮政编码　100176

传真　010-64405721

河北省武强县画业有限责任公司印刷

各地新华书店经销

开本 710×1000　1/16　印张 9.25　字数 107 千字

2018 年 6 月第 1 版　2021 年 10 月第 2 次印刷

书号　ISBN 978 - 7 - 5132 - 4923 - 2

定价　58.00 元

网址　www.cptcm.com

社 长 热 线　010-64405720

购 书 热 线　010-89535836

维 权 打 假　010-64405753

微信服务号　zgzyycbs

微商城网址　https://kdt.im/LIdUGr

官 方 微 博　http://e.weibo.com/cptcm

天猫旗舰店网址　https://zgzyycbs.tmall.com

如有印装质量问题请与本社出版部联系（010-64405510）

本书简介

为整理胡希恕经方医学的师承细节、传承脉络，在胡希恕先生诞辰120周年前夕，胡老学术传人收集整理相关资料，编纂了这本文集和画册。本书内容为胡希恕先生生平事迹、生前所带学生的回忆性文章或专题访谈，追忆和重温了一代经方大师胡希恕生活和学术生涯的点滴风貌。此外，本书内容还包括胡老学术传人团队传承胡希恕经方医学系列活动纪实，希望为中医师承教育提供一个细节化的生动模板。

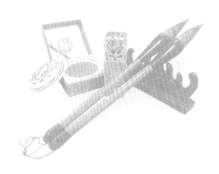

主编简介

马家驹博士，师从首都国医名师冯世纶教授、北京中医药大学谷晓红教授等，为首都医科大学附属北京中医医院呼吸科医师。注重名老中医经验传承，致力于胡希恕经方医学体系研究，临床将时方纳入经方六经辨治体系，先辨六经继辨方证，药简而效彰。在中医在线网主讲"胡希恕经方医学概述""左手伤寒右手温病"等。

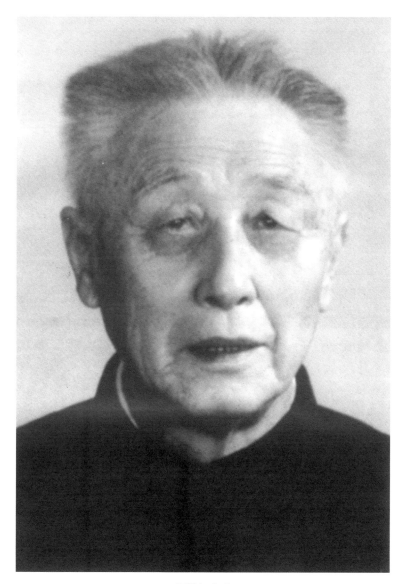

胡希恕先生

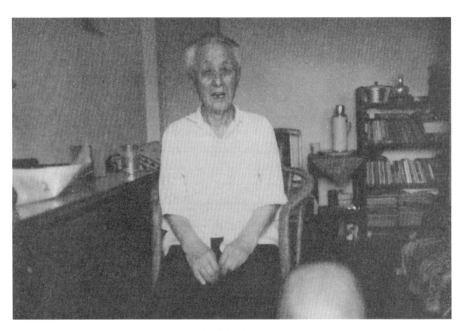

胡希恕先生

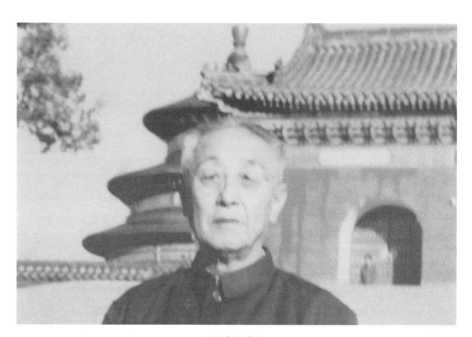

胡希恕先生

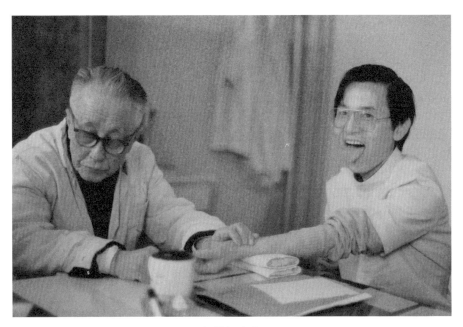

胡希恕先生

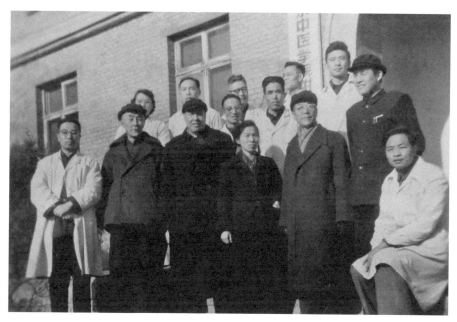

胡希恕先生与北京中医学院东直门医院部分同事合影（前排左二为胡老，左一为赵绍琴先生，右三为陈慎吾先生）

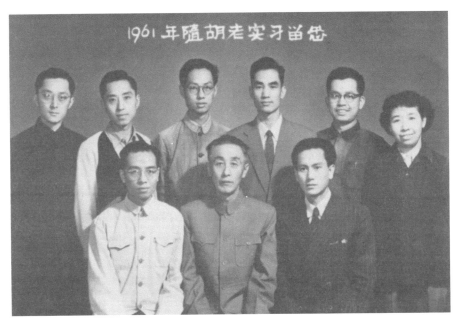

胡老与学生合影留念

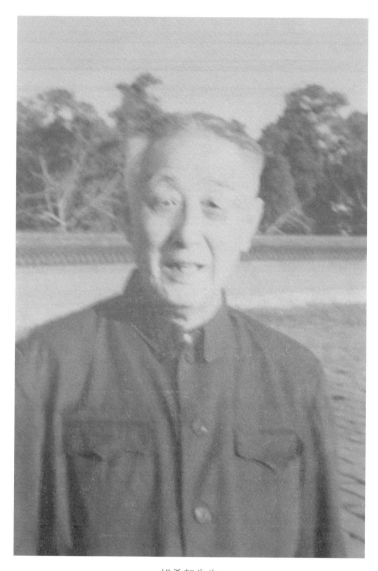

胡希恕先生

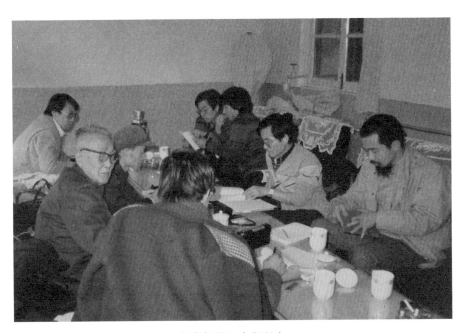

胡老指导日本留学生

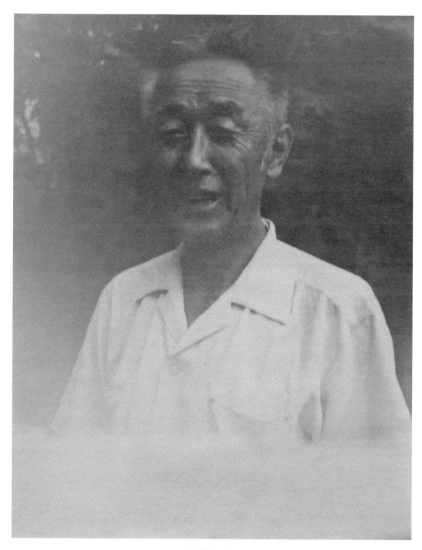

胡希恕先生

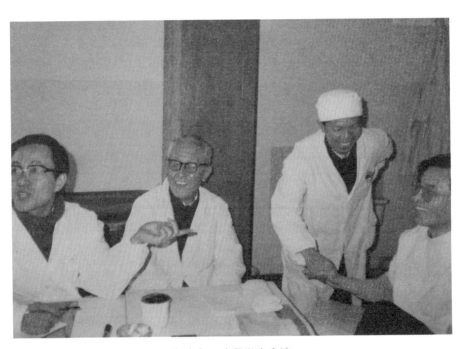

胡老与日本留学生座谈

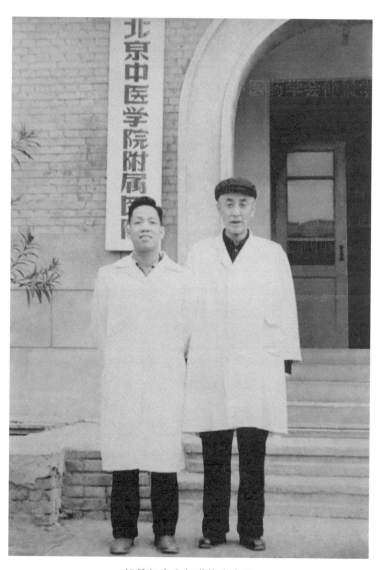

胡希恕先生与进修生合影

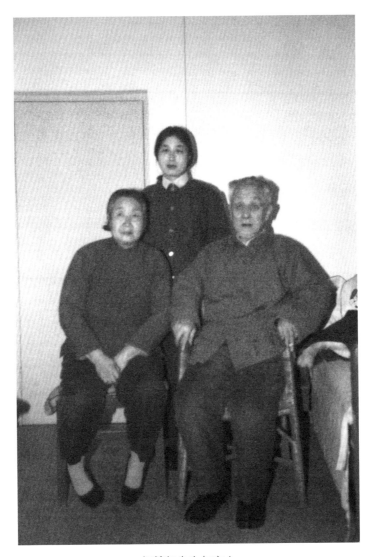

胡希恕先生与家人

前言 | 走近胡希恕先生

冯世纶

　　胡希恕先生生前并无什么名气，只是一名主任医师、教授（按：去世前夕才由副转正）。我在跟随胡老学习之前，先学医经，临床先用经络脏腑辨证。我第一次听人说胡希恕其人："胡老只读一本《伤寒论》就行医了。"第二次又听人说："胡希恕常用生石膏，一用即过两，所以有些高干都不找他看病。"

　　1966年冬天，我第一天跟诊胡老，见到胡老疗效突出，立方遣药，虽寥寥几味，看之无奇，但效果非凡，常出人意外。其中一例是哮喘患者，在某名医那里治疗7个月不效，胡老用三剂药即治愈。我第一次问胡老问题，即对这一病例的困惑：前医补肾纳气，健脾化痰，宣肺定喘，治疗7个月不效；而胡老处方中既无补肾纳气的白果、五味子、山萸肉、熟地等，亦无宣肺定喘的杏仁、麻黄等，而是用了攻下的大柴胡汤。我因而问道："治喘为何不用麻黄？"胡老答曰："因无麻黄证。"又问："何为麻黄证？"胡老笑而答曰："这一二句话讲不清楚，得听我慢慢给你讲！"

于是胡老利用星期六、星期天给我们讲课，讲经方。我被带入经方世界！渐渐认识了胡希恕，认识了胡希恕学术，认识了经方。

值此胡希恕先生诞辰 120 周年之际，我们非常怀念先生。

怀念他率先提出：仲景书本与《内经》无关！

怀念他率先提出：《伤寒论》的六经与《内经》无关，六经来自八纲！

怀念他率先提出：中医治病辨证是依据症状反应！

怀念他率先提出：中医的辨证施治，恰为适应人体抗病机制的一种原因疗法！

怀念他率先提出：经方辨证施治的实质是于患病人体一般规律反应的基础上，而适应整体，讲求疾病的通治方法！

怀念他率先提出：治病先辨六经，继辨方证，辨方证是辨证的尖端！

怀念他率先提出：经方的"阳""阳气"不同于《内经》的"阳""阳气"，经方的"阳""阳气"指津液！

怀念他率先提出：经方的脉诊不同于《内经》的脉诊，是自成体系的脉诊！

怀念他率先提出：要始终理会读《伤寒论》，引领我们进入读懂《伤寒论》的新时代！

于 2018 年元月

目　录

引　言

有一位老人，您可曾知道

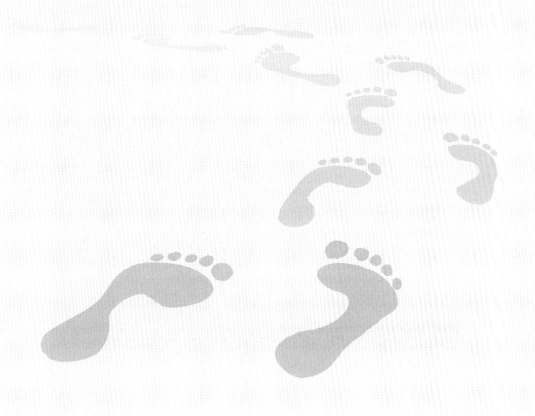

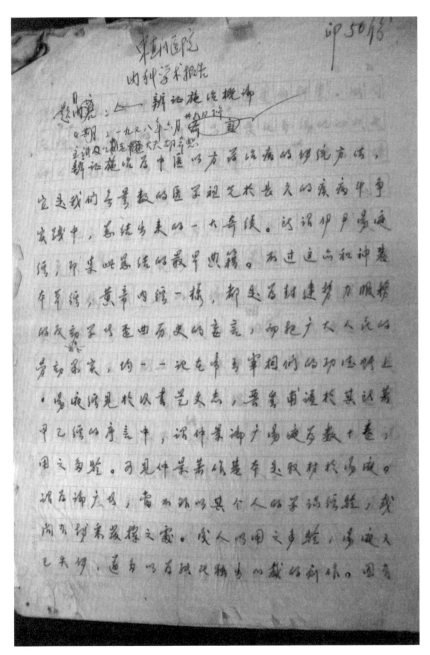

胡希恕名家研究室珍藏的胡老《辨证施治概论》讲稿

有一位老人，他生平只发表过一篇文章，还是节选。

但您可曾知道，

他曾多次自办或合办中医学校、编著系列教材、培养学生不下数千人。

有一位老人，他的学术见解在当时曾一度被说成"只是少数人的观点"，

以至于其学生们有的竟有过怀疑、甚至动摇。

但您可曾知道，

多年后，他的讲稿一经公开刊行，应者云集，大道至简，行证有验，时至今日，已掀起一轮高过一轮的经方热潮！

有一位老人，他丰富的临证实践，由于种种变故，留存下来的并不丰富。

但您可曾知道，

有那么多前辈名家如任应秋、谢海洲先生等对其推崇备至，伤寒名家刘渡舟教授称赞："群贤会诊，惟先生能独排众议，不但辨证准确，而且立方遣药，寥寥几味，看之无奇，但效果非凡，常出人意外，此皆得力于仲景之学也。"

有一位老人，

他在一口口烟圈中，口传心授，诲人不倦，阵阵咳嗽，苦心一片；

　　他在一招招对弈中，神集思聚，敏学用精，默默不语，壮志满怀！

　　在经方的道路上，有过形单影只，那是志者的雄姿；
　　在经方的世界里，有过旷野绝响，那是觉者的先声！

2010 年部分弟子和再传弟子祭拜胡希恕先生

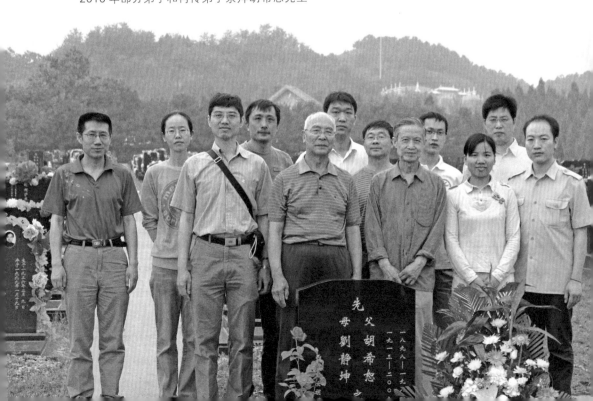

第一节

冯世纶追忆胡希恕先生的经方人生

冯世纶（胡老弟子，中日友好医院主任医师）

冯世纶教授跟师胡老在门诊 ▼

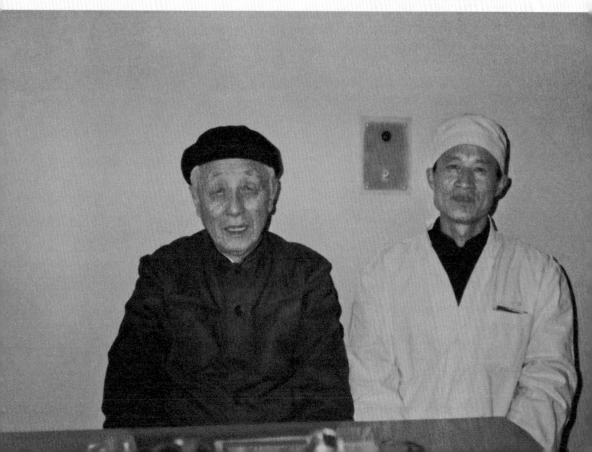

● 得遇明师知为器

胡希恕先生又名胡禧绪，1898 年 3 月出生于辽宁省沈阳市北郊区东伍旗村。1915 年至 1919 年就读于奉天省立第一中学。上中学时，他爱好足球，无论冬夏，每活动皆要大汗、力疲方歇。有国文教师常从旁观看，活动毕亦常唤诸生至其房间喝茶休息。看着朝气勃勃、可爱的一群学生，这位国文教师内心十分高兴，尤其是看中了胡希恕等四人才华。一日，国文老师对他的学生们说："我给你们讲中医，你们学中医吧！""我们学那干啥呀！"同学们异口同声地回答。国文

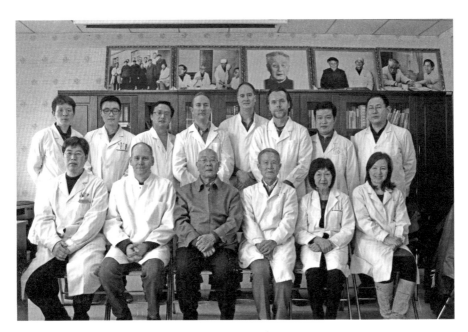

2013 年多国代表团来京学习胡希恕经方学术

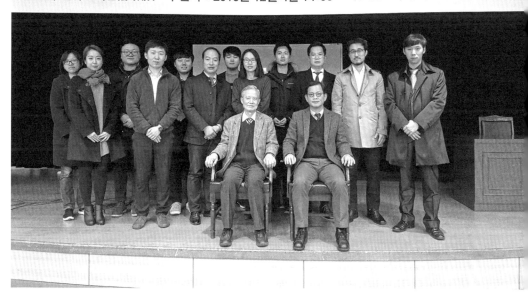

2016 年冯老赴韩国传播胡希恕经方学术

老师感慨不已："多像我当年回答老师的劝学啊！"原来国文老师名叫王祥徵，是河北乐亭人，为清末国子监举人培养出的进士。在国子监就学期间，某太医与其同室，看到王祥徵为举人中最年轻者，才学横溢，多次劝其学医，皆回答："学那干啥呀！"后太医谓曰："不学医是为不忠君！"渐学医。秀才学医，如快刀斩豆腐，王祥徵很快入门，对医倍感兴趣。学中每有找太医诊病者，太医故推给徵看，治多验，更精求。徵中进士，竟想不到任湖南长沙县长，叹曰："是我学长沙耶？！"但时局多变，遇辛亥革命，王祥徵无奈投奔沈阳同学李铁珊处任中学国文教师，并业余行医，不料名声四振……洞观胡希恕等聪敏才华，又为保医术不失传，故王祥徵用心良苦，决意让他们学医，以成就仲景医学一代杰出传人。功夫不负有心人，经多次劝诱，终使胡希恕等四人拜于门下。于是利用业余时间讲学，因王祥徵之教授能力极好，遂吸引许多学生就学。

王祥徵讲《伤寒杂病论》脱离脏腑，以八纲释六经，并主张结合近代科学，要继承，且要弘扬。王祥徵推崇唐容川、陈修园等医家的学术观点，如论述膀胱气化，以物理学理论解释膀胱为水、肾为太阳之说，大约两年讲完了《伤寒杂病论》。十几个学生中，有两个学得最好，胡希恕为其一。胡希恕于1919年参加沈阳市政公所中医考试，获取中医士证书。王祥徵夙愿以偿，若知后生胡希恕成为声誉中外的经方大师，则更含笑于九泉矣。

● 意非杏林有缘依

1919年胡希恕考入北京通才商业专门学校（北京交通大学前身）学习，常与人诊病，疗效卓著，尤其是一年疟疾大流行，西医无策，求治者众，胡希恕堪称治一例愈一例，但未曾想行医。1924年至1927年胡希恕曾在沈阳县立中学、辽阳县立中学、辽宁省立中学任英文教师。1928年至1935年胡希恕任哈尔滨市电业公司会计股股长、市政局事业股股长、市政公署营业股股长。日本侵占东北后，胡希恕拒为侵略者服务，于1936年逃到北京，无奈悬壶行医。

● 躬行医教中西汇

胡希恕常与陈慎吾切磋医术，并约谢海洲等共同办学，传授中医学术。1952年胡希恕开设北京私立中医学校，北京市卫生局批准作为中医教育试点，系统教授《伤寒论》《金匮要略》《神农本草经》《内经》《温病》等，胡希恕自己主编教材。受王祥徵影响，胡希恕教授《伤寒论》不用脏腑释六经。他通过对《内经》《神农本草经》等原文的研究，并参阅中外中医文献，提出了《伤寒杂病论》六经非《内经》脏腑经络概念，而是来自八纲的独特概念。1956年人民卫生出版社出版了苏联高等院校所用《病理生理学》，胡希恕受巴甫洛夫神经反应学说影响，提出"中医辨证论治的实质，是在患病机体一般规律反应的基础上，而适应整体的、讲求一般疾病的通治方法"。胡希恕个人办学，直至1956年北京中医学院成立，先后培养学员近千人，填补了中医教育这一阶段的空白。

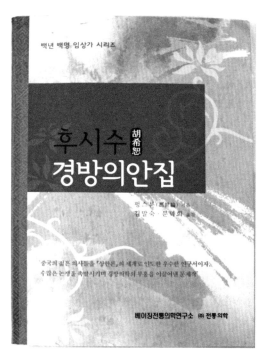

《中国百年百名中医临床家丛书——胡希恕》
韩文版出版

● 经方传真慰来时

　　1958 年胡希恕调入北京中医学院任内科教授、附属医院学术委员顾问，更忙于临床和教学，名声大噪。刘渡舟教授曾高度称赞胡希恕先生："每当在病房会诊，群贤齐集，高手如林，惟先生能独排众议，

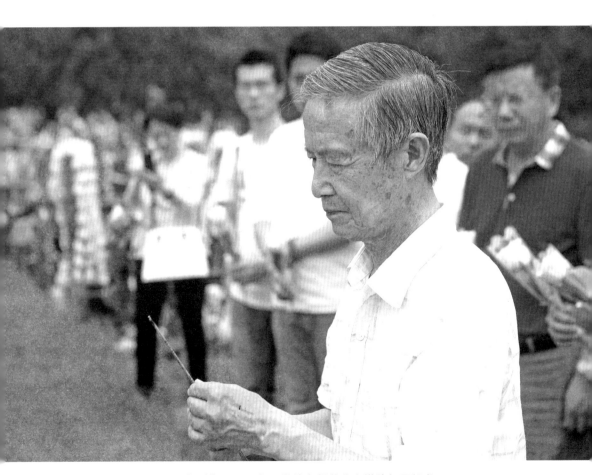

心香一瓣　2015 年冯世纶老师赴燕山塔陵祭拜胡老

不但辨证准确无误，而且立方遣药，虽寥寥几味，看之无奇，但效果非凡，常出人意外，此得力于仲景之学也。"胡希恕暮年仍孜孜不倦于教学、讲座、指导留学生考察团。先生最后讲授的《伤寒杂病论》《经方方证》等，已全部录音保存。有关经方研究成果，已由其弟子整理出版。胡希恕一生研究仲景学说，发展经方，有着独特的见解，有使世人瞩目的成就。其在20世纪60年代所做《〈伤寒论〉六经论治与八纲的关系》报告，被《人民日报》给予高度评价，认为解决了历代医家缺乏论述的难题；日本中医界也称赞胡希恕先生是"中国有独特理论体系的、著名的《伤寒论》研究者、经方家"。

1984年3月1日胡希恕先生与世长辞。

2006年1月25日胡希恕安葬于燕山塔陵，背靠莽莽群山，遥望涛涛东海，静眠于燕山脚下。

附：胡希恕先生年谱

1898年3月10日　生于辽宁省沈阳市北郊区东伍旗村

1906～1910年　在本村初级小学念书

1911～1915年　在蔡台子村、沈阳县高等小学读书

1915～1919年　在奉天省立第一中学校读书。在此期间有国文老师王祥徵于课余讲授中医。于此期间在沈阳市政公所考取中医士，取得合格证书

1919～1923年　在北京通才专门学校（交通大学前身）读书

1924～1925年　沈阳县立初级中学校任英文教员

1925～1926年　辽阳县立高级中学校任英文教员

1926～1927年　辽宁省立第四高级中学校任英文教员

1927～1928年　哈尔滨电业公司会计科任簿记股长

1928～1931年　哈尔滨市政局市业科内市业股任股长

1932～1935年　哈尔滨市市产视察员

1936～1945年　在北京市西城区灵境胡同二号与陈慎吾先生合办联合诊所

1946～1947年　沈阳市辽宁省立师范专科任教务主任、秘书主任

1947～1958年　在北京市私设中医诊所执业中医

1955～1958年　在北京市交道口自办求实中医学校任校长兼讲师

1958～1984年　在北京中医学院东直门医院任副教授、教授

1984年3月1日　病逝

第二节

段治钧追忆结缘胡老十八载

段治钧（胡老弟子，胡希恕名家研究室顾问）

段治钧老师讲授脉学专题 ▼

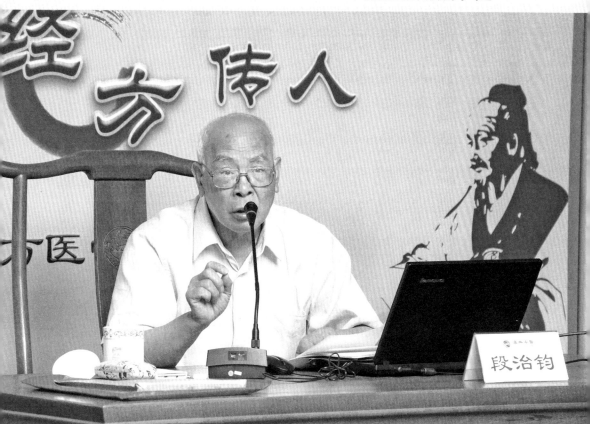

走近胡希恕

　　胡希恕（1898—1984），中医临床家、教育家，近代经方学派大师，毕生致力于仲景学说的研究和实践。先生虽过世30多年，其音容笑貌犹在眼前。每忆及先生济民授课的往事，仍刻刻心怀感戴，常常扼腕唏嘘。

　　茫茫人海，人跟人的相遇相识、相知相交、相扶相帮、施惠报恩，皆是一种缘分。我与胡老结缘要追溯到"文革"时期。那时，作为学校一个小领导我正"靠边站"，有亲属张舒君问：现何所事？答：亦无所做。其建言曰：我的老师胡希恕刚开始在宣武中医院讲学，去听听吧。因为我自青少年时期就对中医感兴趣，于是前往，初亦无刻意目的。因胡老讲课厚积薄发，深入浅出，不但能让人听懂，且朴素实用。于是渐引渐深，所得甚多。每听老师剥茧抽丝的讲授，娓娓入理，竟兴味盎然，一发不可止。如此从学不到一年，每以不能亲晤为憾。一日在理发馆和老师不期而遇，赧颜向前，略述欲拜访求教之意，老师竟爽然而诺，不禁欣喜若狂。如约至家，那时他已从原来住的大房子被轰到雍和宫后一窄巷中，两间平房昏暗潮湿，屋矮几举手可触其顶，我心颇诧愕。而师总炯炯奕奕，不减风采。自此我每周一次至师家，胡老单独给我讲授《伤寒论》《金匮要略》和《方剂学》达两年之久。其后各方面恢复秩序，胡老也迁入中医学院宿舍，在上班业诊之余，仍用假日在家或在医院诊室，给研究生和留学生讲课，我又有幸随听两期。然后利用多种机会，侍诊抄方，一年有余，自觉豁然开悟，进步有加，感悟良多，终生受益。算来余有幸受胡老直接教诲七八年，结缘有兹十八载。从师期间，师母刘敬坤、师妹胡跃待我如家人，每临无不热情相待，关爱备至。今二老作古，师妹远在国外，拳拳之忱，每每刻志于心。

先生生前虽著述甚多，惜于当时环境条件等因素，更因先生过于自谦自严，其在世时付梓问世者并不多见，幸有弟子冯世纶、张长恩、李惠治诸教授，多年广泛搜集，深入挖掘，并带领学生积极抢救恩师遗作，才未使明珠蒙尘，琪璧湮埋，免中医学界重大损失。目前

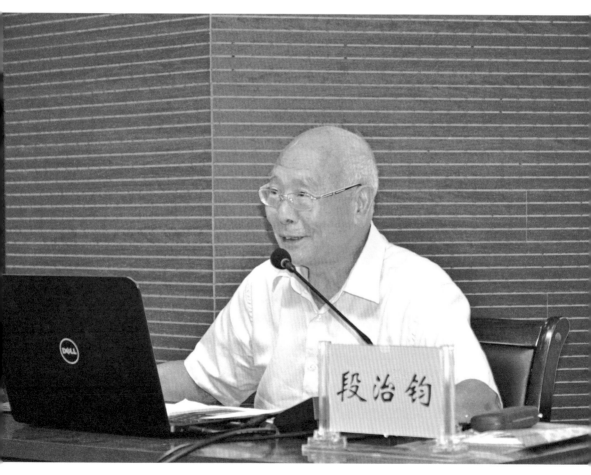

段治钧老师传播胡希恕经方学术

整理的有关资料，出书很多种，实在是功莫大焉！其中我所编著的五本书《胡希恕越辨越明释伤寒》《胡希恕金匮要略学习笔记》《胡希恕经方精义笔录》《胡希恕讲仲景脉学》《胡希恕医论医案集粹》，还有我保存下来的胡老的《温病条辨讲义》，都是聆教侍讲当中手抄老师的教学讲义、学习笔记及自己的学习体会，历时10年检阅并综合整理的结晶，最大限度地保留了老师讲课的原始风貌，其目的就是为了使有志于学习研究经方者，在学习研究继承胡老的学术观点时多一些参考。

学中医不易，遇名师暨明师的指点更是一种幸运。我非常庆幸和珍惜此生与胡老的际遇！现在我已年届八十，50年来将自己的业余时间全部奉献于兹。真学之者不如好之者，好之者不如乐之者也。做学问迟早必有所成，但粗知易晓精深难得，唯坚持二字耳！在此愿与学者共勉。

第三节

陈雁黎追忆跟师胡老点滴记

陈雁黎（胡老弟子，新疆昌吉回族自治州中医医院主任医师）

陈雁黎老师做报告《扎根西域五十载，恩师德艺伴我行》 ▼

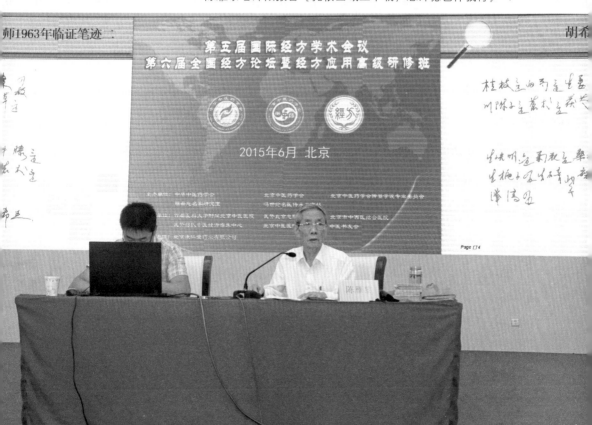

● 风雨处及老白干

1960 年 9 月，我考入北京中医学院（本科六年制）。1961 年，陈慎吾老师给我们年级讲《伤寒论》，胡希恕老师则带教临床见习课，每周下午 1 ~ 2 次。1963 年的下学期半年，我和小朱同学走进胡老诊室，完成期中实习课。此后胡老经常在家中讲课，去 1 ~ 2 个同学也要讲。老师备有提纲和写书的手稿，拿出来就讲，我做好笔记，耳濡目染，积累了很多资料。胡老笑脸迎笑脸送，温文尔雅，和蔼可亲，很受同学尊敬。刘师母也特别客气，对我们嘘寒问暖。时过境迁已去 50 多年，二老的恩情，无法释怀，心铭感激。恩师的教导，言之谆谆，犹在耳边，令学生终生享用不尽。我不会数典而忘祖，故写此缅怀胡老之文，以表情有独钟之念。

胡老家离学院很近，下班从附院走路回家，用时最多 10 分钟。胡老住南小街北口的街东，有一排一层木结构的瓦房，都是门面房的小店，大多是卖日用品和杂货的，看去房屋都很陈旧，油漆早已脱落，为新中国成立前所建。胡老一家三口住在中间的小店门面房，使用面积有 30 多平米。房顶是瓦，后墙是砖，屋檐下有老式小窗，两侧是店铺，店铺间的隔墙无窗。门面房的屋门是一个大木框，上下都有木槽，用十多块高约 2 米宽约 20 厘米的木板镶上，没有玻璃，屋内光线很暗。冬天很冷，只取下 3 ~ 4 块木板，就算是"门"。夏天很热，全部取下木板。放个小方桌，坐小板凳，吃饭、喝茶、歇凉。晚上把木板全部装上，就算是"门墙"。经常停电，所以有煤油灯。经常停水，所以用水缸。南小街有大而陈旧的公交车、有自行车、脚蹬平板三轮车，更有匆匆行人。大车开过，尘土飞扬，小贩叫卖声不绝于耳。这就是我为纪念胡老而撰写的《满江红》里的"风雨处"。因为日军攻打东北三省，胡老逃难，风餐露宿，从沈阳到北京来回跑了好几趟，这就是《满江红》里的"冰雪月"，胡老当年生活之困难可想而知。

那时，北京中医学院凡是直接调来的老师和干部，都分配有住房。胡老是几位老教授联名建议，由学院聘用的（而非直接调来的），因而没有分配住房（这并不是歧视）。我所见到的是，1961年春至1967年夏，胡老一家住在这间租赁来的门面木屋，上班、写书。

胡老上班不吸烟，很少喝茶。在家中讲课，用紫砂壶泡花茶，对着壶嘴喝。吸的烟是"大前门"或"牡丹牌"香烟。胡老家吃晚饭的时间比学院开饭时间晚一些，我走到他家时，经常看到胡老手里拿着一个二锅头的小扁瓶，对着女儿喊道："耀，打酒去"，同时拿给五分钱。耀买回当时用红薯干做的四两（125g）白干酒。家中无酒杯，胡老就对着瓶嘴喝。主食是定量的米和面粉，还有搭配的玉米面，吃的是素菜。我几乎没有看见他们家吃肉，因为当时买肉要肉票，每人每月最多发肉票二两（约62克）。饭吃完酒也喝光了，胡老很高兴，神气足，说"开始讲课"，点上了一支烟。

1961年深秋，胡老因营养不良，患有浮肿及肝大，学生劝胡老去医务室开个证明，申请每日一小瓶鲜奶，胡老不同意，怕搞特殊影响不好。那时，朝鲜、越南的留学生，每晚夜宵有牛奶和苹果。可是胡老夜里写书，连杯牛奶都喝不上。

钱超尘教授在《伤寒论文献通考》一书中指出："《伤寒论》在中

医学上的价值，无论给它怎样高的评价，也不过分。"两千年来，《伤寒论》传本歧出，书名各异，派别林立。《伤寒论》在中医学院为基础课的主要大课，理论讲授和临床应用往往难以统一。秦伯未、任应秋等大多数老师，以成无己的"以经释论"为典范，用阴阳五行、脏腑经络来解释《伤寒论》，教学生辨证论治，甚至自拟处方。胡希恕老师在他那间透风漏雨的陋室里，长期手不释卷，挑灯实干。经过探幽钩沉，考古索今，刻苦深究，独辟蹊径。胡老据《甲乙经·序》"仲景论广《伊尹汤液》为十数卷，用之多验"，断定史上必有《汤液经》。否则，仲景一人无法完成《伤寒论》巨著，并谓："《内经》讲得再好，就是拿不出几张有效方剂。"因此，胡老独辟蹊径提出"以论

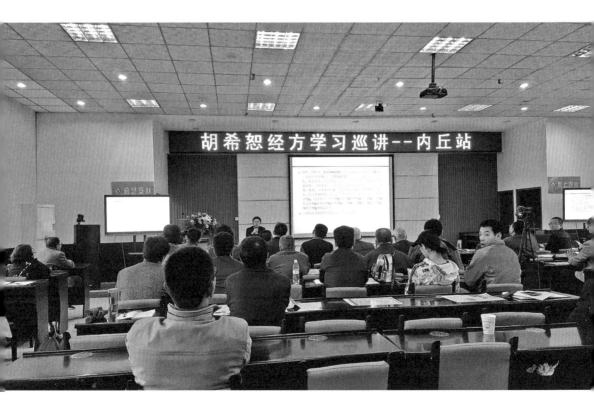

全国各地组织胡希恕学术思想研讨会

释论"（用仲景话，释仲景论）的观点，创"以八纲释六经""有是证必用是方""辨方证是辨证的尖端""抓主证，但见一证便是""经久不衰的方证拿来就能用"等原则性的证治大法，对于指导临床治病有重大意义。因而，胡希恕老师最终成为举世闻名的伤寒大家，一代宗师，堪载史册，璀璨夺目。

● 风频妒与权威

我去南京中医药大学国际经方学院讲课时，院长黄煌教授两次问我，胡老学术为何在当时并不受重视？我简单介绍，因当时医经派是主流，经方派人数很少，胡老的学术观点多数人不了解。此外，我也感到《满江红》里的"风频妒"，确实存在。当时的背景是：教学计划及五版教材是国家制定的，当时《内经》学术体系完备，占据各种教材里的主体地位。胡老的"八纲释六经"在当时是很难走上讲台的，也列不进考试的范围。只不过，胡老用经方治病，药少力专，花钱不多，疗效突出，深受患者欢迎，很多同学都非常崇拜他，送其雅号"大柴胡"（陈慎吾老师的雅号为"小柴胡"），学院内是众所周知的。

针对胡老的经方学说，的确有人说三道四，甚至不乏怀有忌妒之心的流言蜚语：说什么胡老"厚古薄今""故步自封""顽固不化""老店破旗""古方不能治今病""抱着张仲景的臭脚不放"等等。还有"某些权威"给胡老扣了个大帽子，"这是典型的民族虚无主义，无视中华民族的传统文化和历史遗产，篡改了中医传统理论，不伦不类，影响教学计划的正常进行"。胡老对我们说："我就打这杆破旗，除了经方不用，能不能治好病，你们看嘛！"何等自信，不言而喻。

　　1966 年 6 月，轰轰烈烈的"文化大革命"开始了，红卫兵们冲进了北京中医学院，对很多学术权威如任应秋、陈慎吾、刘渡舟等进行抄家批斗。我既担心又害怕：我们的胡老咋办？怎样应对如此大难？！虚邪贼风过后，一批"权威"倒下了，胡老竟安然无恙。走路上班，看病回家，老白干照喝不误，那才叫"天大的万幸"。我想，或许是住平民区的小小门板屋起作用了，或者是身怀经方真传，深受医圣张仲景的保佑，平安无事了。

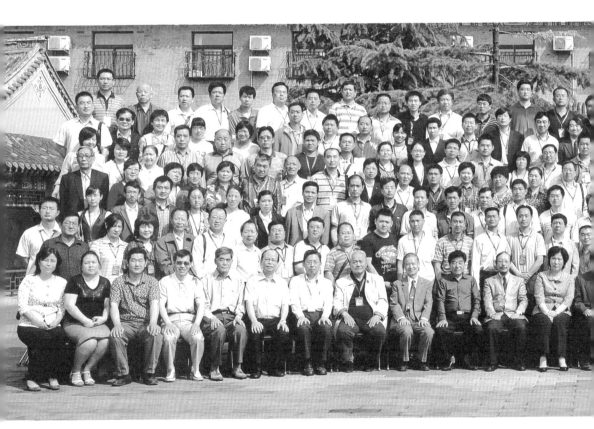

2011 年由胡希恕名家研究室承办的中华中医药学会国际（中、日、韩）经方学术会议

　　1967年春，我们毕业班同学参加北京医疗队，赴湖北洪湖地区抗击脑膜炎，直到秋季天凉时才返校。我响应"到边疆去、到基层去的指示"，即将奔赴新疆。我得去看一次胡老。此时，胡老已搬家，住雍和宫东边后永康胡同，是坐北朝南的平房，住房和环境要比南小街好。见面时，胡老面色不错。我说：我分配了，分配方案改了，要去新疆。胡老笑了笑，没有说话。师母微笑着说"我们还好"。我想，胡老不说话，或许是因为他知道老友陈慎吾老师被"抄家"了，陈老的高血压病也加重了。胡老不想言多必失、惹出是非吧。这就是胡老

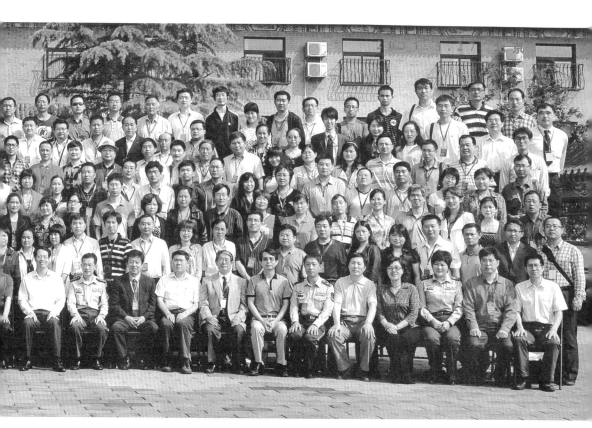

和我的永别！

塞翁失马，焉知非福？胡老当时的理论无人重视，反而给他带来安心研究学问的好处。因他没有在课堂授课，没有出版学术专著，不是学术权威，加之胡老精于临床，群众口碑很好，所以在惊心动魄的"文化大革命"中，他没有挨批斗、受冲击，一门心思研究伤寒金匮，才成就了今日的伤寒大家、经方大师胡希恕。

● 满江红·忆胡老

1961～1962年，学院教务处遵照毛主席"中国医药学是一个伟大的宝库，应当努力发掘，加以提高"的指示，举办每周一次的"学术报告"，定在下午课外活动时间，谁都可以去听，地址选在平房大教室（原海运仓人民大学旧址）。聘请各科学术有造诣、临床经验丰富的老师讲课，还有院外的教授和学者也来授课。这些学术报告由当时中医界资历最深、学术水平最高的专家们讲授，讲课题目由老师们自选。可谓：百花齐放，百家争鸣，精彩纷呈。

且看：历时一年的讲座，秦伯未讲辨证论治，任应秋讲《内经》大论各篇，祝谌予讲施今墨的"药对"，陈慎吾讲怎样学习《伤寒论》，董建华讲温病治疗大法，杨甲三讲针灸体表标志取穴法，周慕新讲小儿麻疹的辨证治疗，刘弼臣讲小儿肺炎的辨证治疗，宋向元讲痹症治疗用药，等等。

在这个中医最高学府的大雅之堂，我们的老师胡希恕先生作了两场学术报告。一是《〈伤寒论〉六经论治与八纲的关系》。二是《中医的气化浅说》。胡老的大论，令在场的莘莘学子耳目一新，讲座很受欢迎。为此《人民日报》发表评论，认为此学术报告解决了"历代医学缺乏论述的难题"。

1967年冬，我离开学习和生活近8年的北京中医学院，带上户口介绍信和粮票，乘烧煤的火车，坐三天三夜的硬座奔赴新疆，体验了"西出阳关无故人"的现实，又想起了《离骚》"路漫漫其修远兮，吾将上下而求索"之讴歌。在乌鲁木齐下车时，已是冰天雪地，寒气逼人，最后孤身一人来到玛纳斯县塔西河人民公社。公社卫生院远离县城30公里，冬天打冰融水，夏天挑涝坝水，最好的交通工具是自行车和马车。此后我整天忙于诊务，一干就是13年，学院和胡老的信息全无。直到1986年，我从《北京中医学院学报》（1984年4期）和北京李安邦同学寄来的《北京中医学院三十年论文选》，获悉恩师胡希恕先生已于两年前的1984年3月1日千古。

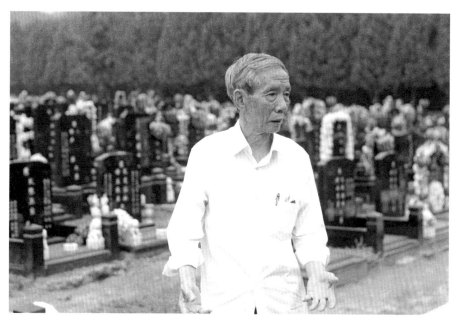

忆音容笑貌 泪飞如注（2015年陈雁黎老师祭拜胡老）

从 2004 年开始，我陆续在新华书店发现有胡老经方大论的著作。大师兄冯世纶教授辛勤工作，为胡老出书十余部，果实摇曳，琳琅珪璧，经方医学传遍全国。我从冯兄的著作中得知，1988 年河北省威县发现胡老当年所讲"史上必有《汤液经》"的部分内容手抄本，名叫《辅行诀脏腑用药法要》。此手抄本的原本，为梁·陶弘景亲手抄写，曾藏于敦煌千佛洞。我仿佛一觉醒来，"千树万树梨花开"，胡老又来到我眼前。我非常激动，和同事一行四人专程为此去了一趟敦煌的莫高窟。莫高窟位于敦煌东南 15 公里的鸣沙山东侧，空旷无边，黄沙连天。我站在"藏经洞"洞口良久，浮想联翩。在一个很长的时期，《汤液经》经过无数人的验证，是拿生命换来的中医古籍。约 500 年后，长沙太守张仲景见到了《汤液经》。又过去 300 年，江苏镇江的著名医药学家陶弘景，把此书最重要最有用的 60 首方剂，抄在珍贵的帛绢上，书名为《辅行诀脏腑用药法要》。再过 500 年，此帛书《辅行诀》千里迢迢，爬山涉河，西出阳关，完好无损地来到了莫高窟的藏经洞。只可惜又过了 1000 年，也就是 1915 年，看守藏经洞的小道士把帛书偷出来，换成了几两银子。珍稀的帛书原本再也找寻不见，只有几本再抄本，相互还有出入。当年，胡老是多么盼望能发现《汤液经》，来证明自己用一生心血研究的经方医学体系啊。

从敦煌回到家后，我细翻书箱，发现胡老讲课笔记和当年抄录胡老的 230 个临证病历，经五次搬家后基本完好，只有呼吸系统的病历丢失。另外，我和朱桂茹同学与胡老在附院门口所拍摄的小照片，也丢失了。在学生们的期盼和催促下，我主编的《胡希恕伤寒论方证辨证》一书，于 2015 年夏由中国中医药出版社出版发行，书中附有胡老 1963 年的临证笔迹。

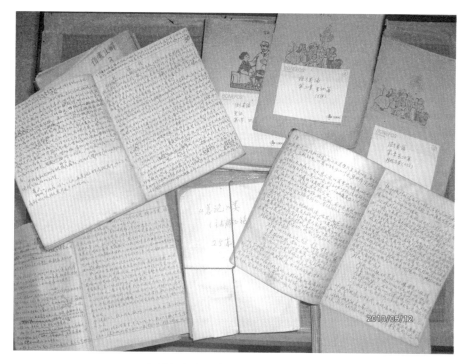

胡希恕名家研究室珍藏的胡老课案

　　2014 年大师兄冯世纶邀我参加 2015 年夏北京举办的全国经方论坛，让我讲讲胡老的故事。我想把胡老的故事写成七律或当代的"顺口溜"，但又感觉不适合胡希恕的大家风范。后来，联想到我曾学过《满江红》词牌，于是尝试为胡老填词《满江红》。在请教我的儿女亲家刘树靖先生后，历时两个月我终于完成，并载入《胡希恕伤寒论方证辨证》一书。在"第五届国际经方学术会议第六届全国经方论坛暨经方应用高级研修班"大会开幕之际，为胡老填词的《满江红》放映在大屏幕上，所有参会人员感受到那激动的一幕。

满江红（双调）·忆恩师胡希恕先生 二首

路远山高，难忘却，胡老希恕。君不见，那中山服，常年为伍。租赁南街门板屋，夜深灯下孤身读。面浮肿，犹见壮心雄，风频妒。一米八，高若树。裹弟子，如膏沐。忆音容笑貌，泪飞如注。吾师如今安在否？青山依旧无踪睹。仰天际，八纲释伤寒，千秋著！

遥想当年，吾师啊，上班徒步。特爱好，足球围棋，展其风度。几口白干神气足，阔谈杂病方证悟。值此时，笔记疾书哉，焉能误。冰雪月，风雨处。徒弟恨，书未出。然褴褛筚路，义无反顾。尺牍如今成国宝，咸凭圣手倾情铸。犹喜也，胡老众传人，擎天柱！

附录：《满江红·忆胡老》创作记

为胡老填词的《满江红》完成之后，我下决心为《满江红·忆胡老》做音频、视频。历时四个月，于2017年5月完成此项工作。《满江红·忆胡老》现已唱遍大江南北。为此，中国中医药出版社负责出版胡希恕医学全集的刘观涛主任希望我写一篇《满江红·忆胡老》创作过程的文章。于是，就有了这篇创作手记。

填词比作诗难。词是能吟能诵，配合音乐又可以歌唱的乐府诗，来源于隋唐，有其独特的艺术魅力。词牌《满江红》（双调），每首九十三字。上阕八句，四仄韵；下阕十句，五仄韵。有平韵、仄韵两体，平韵体用者很少，仄韵体用仄声中的入声为最多。历史上，民族英雄岳飞的"怒发冲冠"《满江红》最为有名，是一首杰出的爱国主义名作。现在，我们要填词"路远山高"《满江红》，纪念经方大师胡希恕先生。

具体的创作过程，先写散文，后选字句，再讲格律及词韵，最后填词、改词。我的亲家刘树靖先生，是新疆地方志界的资深专家，原呼图壁县委史志办公室主任、副编审。他虽不懂中医，但精通诗词，当过教师。这次创作我得到他的鼎力相助，帮我修改数次，历时一个多月才定稿。我又将作品发往北京，请冯世纶、郝万山、冯学功三位教授提出修改意见。

胡老大名希恕的"恕"字，是仄声中的入声，最适合填词牌《满江红》(如果押胡老原名"绪"字的韵，那《满江红·忆胡老》的词就填不成了)。二首《满江红》，十八个押"恕"韵的字，都找到了，并且没有重复，能吟能诵又能歌唱。有专家说，所有词《满江红》能歌唱的，只有岳飞的《满江红》和我们胡老的《满江红》，不知道是否确切？但不管怎样，我心里涌现的是满满的激动和自豪。

2016年6月，大师兄冯世纶来新疆我们医院讲学时，告诉我，2018年是胡老诞辰120周年，北京要举办一系列的纪念活动，要精心准备一下。我想胡老德高望重，是经方医学"方证辨证"的代表人物，《满江红》既然能歌唱，若再加上视频，可以达到"仰慕称颂"的效果。于是我马上去乌市买回《经典老歌400首》，抄下古曲《满江红》曲谱，再填上《忆胡老》的词二首，于是就有了《满江红·忆胡希恕先生》歌曲的曲谱和歌词。

谁来演唱呢？有人建议请音乐教师试唱，伴奏曲从网上下载，同时把胡老的照片做成幻灯片。但是，网上的《满江红》伴奏曲有加密，无法下载。于是，只能另想办法。把《满江红》词曲发送北京朋友，拜托他请教北京音乐学院退休教授，咨询能不能制作成音频和视频。结果杳无音信。

没办法，我就在当地找熟悉音乐的朋友。终于找到本地文化单位的退休干部董颜先生，他搞了一辈子音乐，有几部音乐著作出版。他对我说：第一，这事只有自己下功夫去做，不可能一次做成，因为后期制作会有诸多阴差阳错的问题。你制作的是又听又看的节目，搞不好闹笑话咋办？第二，同一首歌曲，有演唱曲、演奏曲和伴奏曲。要唱《满江红》必须有伴奏，虽然不可能专门邀请乐团，但可以采用电脑合成音乐的方法。我可以托人联系，在深圳制作伴奏的合成曲。我连声叫好，请董先生帮我办理。过了半月，伴奏合成曲制作完成，听后感觉很好。

伴奏曲有了，具体谁来演唱呢？董颜先生请来一位自治区歌舞院的专业男高音演员，准备了一周，录音棚录制完成后，大家一起试听，感觉很不错。这时，恰好老伴的侄儿也帮忙请来一位女音乐教师张睿，她非常真挚热情，信心十足地对我们说："我行，一定能唱好。"她演唱录制了另一个版本的《满江红》。

伴奏与演唱都有了，就开始制作相对应的视频。由于上世纪六七十年代相机极缺，胡老的旧照片不多，即便再加上近几年经方学术活动的照片，也难以获得制作视频的足够资料。经朋友介绍，我联系上乌鲁木齐星空映画文化传媒有限公司的总导演、制片人孙剑。他说："新疆的歌要上北京，我全力以赴。"2017年4月下旬，孙导演来昌吉市制作节目，我在家扫径以待、恭候光临。正好我家有大儿从天山山脚采来的阿魏鲜苗，就让老伴赶快做阿魏大肉水饺，并备上家里最好的烟、酒、茶。孙导演听我介绍情况后说"可以制作成音频、视频、字幕一体的片子。我们的设备可以把照片做成动态视频。两首歌约 8 分钟，大概是 800 兆左右的容量"。我要求孙导演在音乐过门中，加上高山、沙漠、雅丹、壁画、薰衣草，代表新疆路远山高。再加上黄河、长城、张家界影像，代表胡老经方医学波澜壮阔，前途无量。孙导说："这些视频，我素材库中都有。"

遵孙导的安排，我们立即整理照片，去照相馆做成高清储存格式，用 U 盘带回来输入电脑。我和学生聂文凯根据歌词把照片初步编辑了一次，写了说明和要求，于 5 月初发送乌市的孙导。孙导和技师连夜加班，通宵达旦，仅三天就完成了 8 分零 6 秒的视频制作。我们看后非常满意，啧啧称奇。视频中的画面有壶口瀑布，巨浪滔天，奔腾咆哮，颇有《黄河大合唱》之气概。在 5 月 18 日经过反复沟通修改，终于定稿，最后的落款是：胡希恕名家研究室，北京中医药学会仲景学说专业委员会，新疆昌吉州中医医院监制。协办单位，北京康仁堂药业有限公司。音频、视频、字幕一体，8 分零 6 秒，900 兆。后来又通过技术手段，大大降低兆数，可以用手机微信转发《满江红》，即发即收，堪称神速。

林林总总，前前后后，历时四个月，完成此项工作，所用兵力超过一个班。在这里，我要感谢那位不辞辛苦，为胡老视频锦上添花的孙剑导演，还要感谢那位为我策划全程费心的退休干部董颜先生。2017 年 5 月 18 日《满江红》定稿当日即发送北京相关人员，大师兄冯世纶回复："不错，不错，待 2018 年大会用。"刘观涛回复："很好，非常震撼，要写个创作过程。"冯学功回复："不仅是缅怀胡老，更是为经方歌唱。"随后，这首《满江红》视频，经过网上"朋友圈 + 朋友圈"秒发秒收，流传甚广，传至大江南北，点赞纷纷飞来，"陈老辛苦了""传世之作""空前绝后""三个笑脸，五个大拇指"等等。
时任康仁堂市场总监的张晓东发来诗一首：

雁黎老《满江红》观后

百年遁世作盲聋，妙手回春济苍生。
杏林躬耕昼悬壶，桃李成蹊夜挑灯。
雁行南北颂经方，黎民福祉少病痛。
恕老有灵应欣慰，薪火相传满江红。

面对众多的微信短信，我发回复短信一则，"谢谢大家：我家，春节到立夏，成也满江红，败也满江红，今满江红啦。女儿打扮好，五月十八日，远嫁北京了，愚潸然泪下。"想到中医同行要听胡老的故事，我那求于人的感受，就一消而散了。

《楚辞》曰："余年老而衰兮，岁忽忽而不反。"我辈虽已年迈，但能看到胡老的经方学术传遍大江南北，深感欣慰！一时百感交集，情之所至，意之所属，草成此文，难免言辞疏慢，请鉴谅！

2018 年 3 月 8 日

第四节

单志华追忆"我的老师胡希恕先生"

单志华（胡老弟子,《中医传承思辨录》作者）

单志华老师 ▼

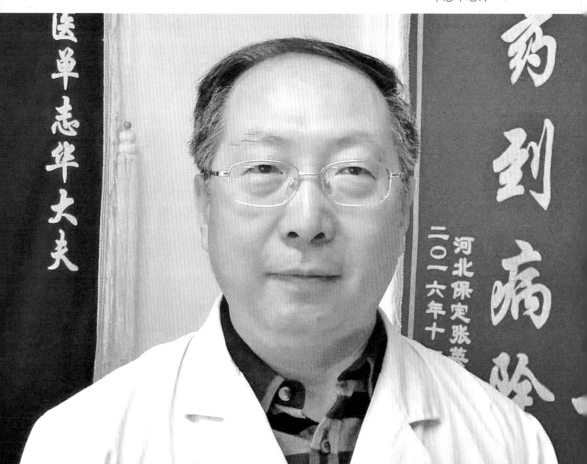

早有心思写这个题目，有缅怀，亦有感于中医界的现状。

然而几次提笔又放下，总觉得这题目太过沉重。较之老师的盛名，较之这个社会功利化的标准，较之一个个如今已经成为"博导"的他的学生们，总觉得我没有给老师增光添彩，也无缘什么显赫的社会兼职、学术头衔。我所做的，只是"按照传统的家传、师承（加上为拿文凭而系统接受的学院派教育）、按照传统的读书——临证——再读书——再临证"这样的模式走了三十余年。

在跟随刘渡舟老攻读中医经典著作期间，1982 年初夏，一个偶然的机会，让我有幸结识了北京中医学院东直门医院的另一位名老——胡希恕老先生。

记得父亲（按：指单玉堂先生，北京中医学院元老，针灸学家）当时患肺心病住院，病情发展出现肾积水，导尿失败，其中一位名老提出用麝香外敷肚脐，借其芳香开窍之力或许有效，于是院方派人去山西讨回一点上好的麝香给父亲用上，果然尿液点滴而出，可是也就这样了，终未能解决问题。

父亲病情在恶化，高烧、神智昏迷、大小便闭塞不通，已出现心衰合并肾功能不全。院方邀请中医学院的六位名老中医（包括董建华、王绵之、我老师刘渡舟、胡希恕、赵绍琴、杨甲三）会诊，有位名老提出心衰合并肾功能不全当以扶正为主，先保心肾控制住病情。

84 岁的胡希恕老诊完舌象脉象后，提出一个与众人截然不同的"峻剂攻下"法并处方案，还说"小大不利治其标"，必须先解决大小便问题——这就是救人。态度非常果断。众名老念其年事最高，便都依了。但大家都捏着一把汗。服药到第二天，奇迹发生了：大便五次，开始排尿。到第五天，尿量已达正常，肾积水消失，父亲开始下地活动……

后来刘渡舟老在胡希恕老著作的序言中写道："每当在病房会诊，群贤齐集，高手如云，惟先生能独排众议，不但辨证准确无误，而且立方遣药，虽寥寥几味，看之无奇，但效果非凡，常出人意外，此皆得力于仲景之学也。"

就这样，一周后父亲出院了。为表达谢意，父亲准备了两瓶茅台酒让我送给胡老。老人家那会儿住在东直门医院宿舍——一个小两居室，采光也不太好。

记得那是一个午后，大约3点半的时间，估计老人家午睡已醒，我携礼登门致谢。胡老连连摆手说：你父亲就是太客气，没这个必要嘛！我说这是家父的一点心意，还请胡老笑纳。

落座后，我见桌子上摆着围棋盘还有布局的棋子，便问胡老：您在跟谁下棋？胡师母在一旁回答：他是自己跟自己下。

有这等下法？我感到奇怪。

胡老问我会下围棋吗？

我说只学了一点点，谈不上会。

胡老说，祖宗发明的围棋不仅是娱乐，也是医生看病不同阶段的一种演示，我自己跟自己下，考虑的是用药如用兵，怎么开局、怎么落子、布阵，这里头辗转腾挪，显尽机巧，是为轻灵一路；另一面，走坚实一路，步步为营，渐展威风。棋局经常会纷繁缭乱，但心绝不能乱。看病如下围棋，要有识有胆，胆识俱备。

我痴痴地听着，这不就是陆游所说的"工夫在诗外"吗！

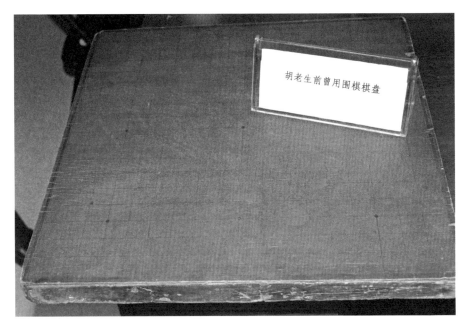

胡老生前曾用围棋棋盘

当胡老了解到我在学中医时,便说:我现在每周末给内科医生们还有留学生讲《伤寒论》,你如果愿意,就来听听吧。我跟他们说一声就是了。

于是我每周末去听胡老讲课,带一个日本产的松下"板砖式"录音机,连听带录,回到家就整理笔记——整整记录两大本,这真是我意料之外的又一大收获!

胡老的传授让我实实在在地学会了"读经典"的思维方法,知道什么叫"读书"了。如此坚持了一年,直到1983年夏秋之交,胡老病重住院为止。

胡老密切结合临床讲解《伤寒论》,每发真知灼见,我时有振聋发聩之感!老人家已近85岁高龄,但思维敏捷,颇有口才。讲《伤寒论》的篇章结构，气势高屋建瓴；而具体到每一条，甚至每一个字，又毫发毕现，细致入微。真的，太精彩了！

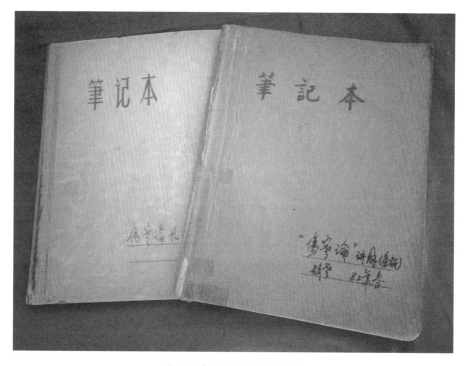

单志华老师听胡老讲课笔记

试举一例（一般读者可绕开此段比较专业的文字）：

《伤寒论》第31条经文：太阳病，项背强几几，无汗恶风，葛根汤主之。译成白话就是：感冒出现的表证，如果出现脖颈后背发僵不舒展，加上没有汗、怕风的症状，用葛根汤治疗。

就这17个字，胡老讲：葛根汤的组成即桂枝汤加麻黄、葛根，为何以葛根名汤？是张仲景为了突出"项背强几几"这一主要症状，再从葛根汤的用量上，葛根四两，麻黄三两，桂枝二两，依次主治项背强、无汗、恶风，与经文先后顺序一致。这是一层意思；

第二层意思：冠以"太阳病"是提醒医家此病还处在感冒的表证阶段，类型可以是"伤寒"，也可以是"中风"。但太阳病见"恶风"，又颇像桂枝证，然桂枝证是"汗出"，此是"无汗"，何意？本条经文以"恶风"代替太阳病的恶寒，反映出表证有化热苗头（风为阳邪），但尚未形成热像；

第三层意思：无汗与恶风相连，含义深邃，这是表证渐趋化热的动态描述。同时，首揭"太阳病"，煞尾用"葛根汤主之"，恰是太阳病将入阳明病（或者阳明里证外合太阳表证）的一个过渡阶段。

总之，张仲景这17个字告诉医者：此三个症状，"项背强几几"是为突出主证而设，故列为一；"无汗"反映出病起于"伤寒"或者说属麻黄证，但病势在变化，已渐渐失去表"寒"之典型征象，而出现化热之"恶风"，想必张仲景在此动了一番脑筋，故起首曰"太阳病"，而不曰"伤寒"。这是经文的含义。

运用到临床上，大凡项背僵直不柔和的病人，如颈椎病、颈性头痛、眩晕、背痛等等，都可以考虑用葛根汤为主加减治疗……

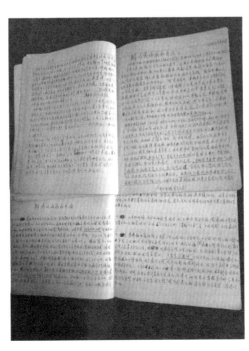

单志华老师听胡老讲课笔记

一部《伤寒论》398 条，基本上条条如此，老人家就是这样讲。

胡老才华横溢，一专多能。早年毕业于北京通才商业专门学校（即北京交通大学前身），后担任哈尔滨市电力公司会计股股长，市政局公署营业股股长。还在辽宁省立中学担任过英文教师。日本侵略中国，他拒绝为日本人服务，于 1936 年逃到北京，凭借早年拜师学的中医，于解放初期，与陈慎吾等名医共同办学，传授中医学术，填补了这一阶段我国中医教育史的空白。

胡老一生淡泊名利，治学非常审慎，他的大量医学手稿总是根据临床所得一遍又一遍地反复修改，生前没有出版过一本论著。然而唯一在六十年代发表的一篇题为《〈伤寒论〉六经论治与八纲的关系》论文，给了医学界一个不小的震动，《人民日报》给予高度评价，认为是"解决历代医家缺乏论述的难题"。

胡老于 1984 年初春病逝。

在他病逝十五年后，他的大量手稿由老人家的弟子们陆续整理出版问世，他的独特又自成体系的学术观点大大震撼着中医界。

门里人都知道，在中医四部古典医著中，《伤寒论》是最硬最难啃的一块骨头，它是衡量一个中医水平能力的一把尺子。自宋金时期成无己首开其端为《伤寒论》作注解以降，历代医家趋之若鹜，大致分类有三：维护旧论派，错简重订派，辨证论治派。据粗略统计，为《伤寒论》作注解者，不下 500 家。从学术繁荣的角度看，可以说蔚为大观。但从临床学以致用的角度看，则大失仲景本意。使一部活泼泼的《伤寒论》变得扑朔迷离，雾障重重。

一批居学术高位拿着丰厚俸禄的研究者，为功名著书立说，抄来抄去，陈陈相因，使《伤寒论》脱离临床束之高阁，被一些有条件捞取学术头衔的人当成抢眼的"冷饭",而翻来覆去地炒。乃至大多数临床医生竟不知也不懂张仲景《伤寒杂病论》言之何物?!

我们都说中医的精神实质在于辨证论治,如果不能将《伤寒杂病论》有效地应用于临床,那么中医就彻底失去了它的阵地,"辨证论治"四个字就是形同虚设的空架子。

胡老在病逝二十几年后,又被中医界同道缅怀并广泛宣传,除了

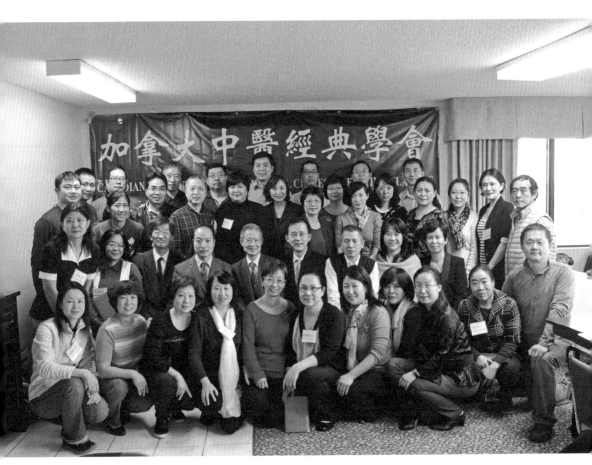

2015 年冯世纶教授赴加拿大传播胡希恕经方学术

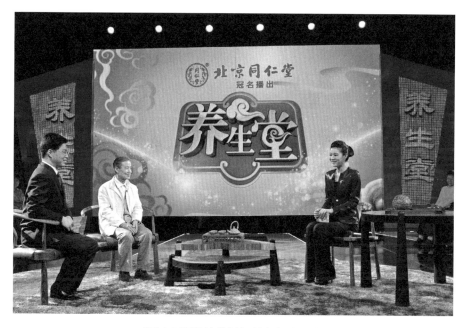

通过电视媒体传播胡希恕经方学术

证明老人家学术上的货真价实外，也凸显出胡老的理论勇气和中医教育家的过人的才华。他对《伤寒杂病论》的深透领悟，并建立起自成体系的学术思想，不能不说是对仲景学说的历史性贡献。

比如中医的脉学，自晋朝太医令王叔和的《脉经》问世以来，历代奉为圭臬，迨至明朝李时珍父子《频湖脉学》问世，虽以四言诀、七言诀的形式易学易诵，朗朗上口，但与临床脱节，壅赘繁琐，较之仲景脉学已属南辕北辙。胡老在研究《伤寒论》的同时，结合数十年的丰富临床经验，认真系统地研究了张仲景脉法，撰写出《脉学概论》一稿，老人家秉长沙遗风（注：张仲景曾做过长沙太守），返博为约，执简驭繁，质朴实用，惟求实效，同时又有很强的理论性、思辨性。他身在学院，却没有学院派的某些陈腐气，而是推陈出新，别开生面而鹤立鸡群。有学者甚至评价为：胡希恕先生是继清朝伤寒大家柯韵伯之后200年来，又一位有着独特理论体系的伤寒界经方大家。

如果说刘老（刘渡舟）在学术上使他的学生脱俗变质、由石变玉的话，那么胡老（胡希恕）则是把这"玉"雕琢成临证学以致用的"器"。

两位中国现代的伤寒大家是我终生缅怀的恩师！

……

回忆我的老师，联想我走过的30余年的中医之路，我感到，中医是一门既吃功夫又强调悟性的学问。历代讲究传道之人都有些"不传之秘"，非不传也，问题在于你是不是真正的传道之人？如果是，你必能于经典著作的无字处悟出真谛，进而发现"有"，更上层楼。精华的东西是不会直白地写出来的，必须有一个"众里寻她千百度"的过程，这寻找的过程可能十几年、几十年，甚至一辈子在寻找而没有结果。那"蓦然回首"者已属少数，真正找到"灯火阑珊处"的"那人"者，更是少之又少。所以，下功夫的人多，出成就的人少，而有大建树的医家更是凤毛麟角。何以如此？悟性修炼使然。缺乏圆通妙澈之智，欲臻化境，诚为难矣！

古人云："奈何以至精至微之道，传之于至下至浅之人，其不废绝，为已幸矣。"今天的中医状况有没有这种倾向呢？可以思考。

2011年7月

第五节

跟随胡老亲历经方传奇

郝万山（北京中医药大学教授）

北京市海淀区中医经方进社区工程——经方应用第一期培训班 ▼

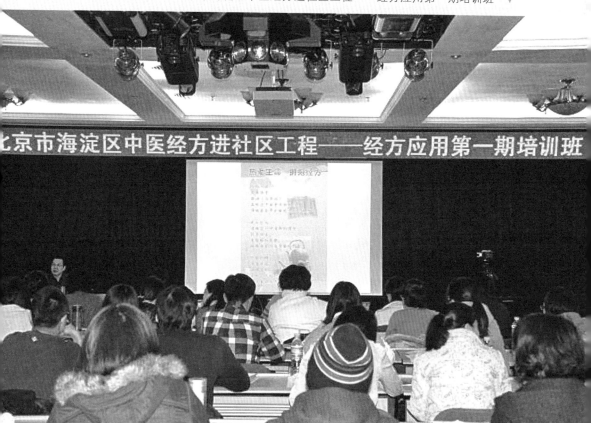

编者按：著名伤寒家郝万山教授曾经跟胡老抄方学习。我们搜集了郝万山讲经方的故事，将其中有关胡希恕先生的故事整理出来与大家分享：

● 故事一："先其时发汗"的桂枝汤

我在东直门医院做住院医生的时候，有一年秋天，门诊来了一个病人，那个病人当时是 56 岁，南方人。对他说的一口南方话，我似懂非懂。听他的话，非得听好几遍才明白，所以我印象特别深刻。他说："大夫，我这个病不太好治，在你们医院治了三个月了。"我说"你是什么表现啊？""我就是每天下午一到三点钟，身上一阵热，热完了要出一身大汗，汗出到什么程度呢？一件棉毛衫湿透了，一件衬衣湿透了。把这两件衣服连裤子都换掉以后，我下午才能继续工作。烘热汗出的持续时间，从三点钟开始到四点钟。"

我看看他前面看病的病历里的处方，有养阴敛汗的，有益气固表的，有清里热的……我能想到的治疗多汗的方法，前面的医生都用到了。特别是上次给他看病的那个医生，用了敛汗固表的方法。我记得药味用得多，药量用得大，如麻黄根 30 克，浮小麦 50 克，煅牡蛎 50 克，分心木（就是核桃的隔膜）20 克，金樱子 30 克。我能够想到的敛汗固表的药，几乎全用上了。我心想，这次肯定有效，假如这次要是没效的话，我绝对没有办法了。我说："老先生，你吃了上次这个方子怎么样啊？"他说："这个方子吃了一回我不敢再吃了。"

我问："为什么不敢再吃了？"他说："我上午吃完这个药以后，下午三点钟我还是感觉热。过去我发热完了，汗出完了，换了衣服还能工作。但那天下午确实不出汗了，但热了一下午，一直到下班身上还是热，热得我心烦体躁，汗是没有出，衣服也没有换，但是我不敢再吃了。"

我一听这话，说："老先生，既然止汗不行的话，我给你发发汗。"

他愣住了，他说："大夫，我看了这么长时间的病，没有一个大夫说要给我发汗的，发汗行吗？"很明显，他看我太年轻，对我不太信任。他说："要是吃了你的药没有效果怎么办？"我说："吃了我的药没有效，我带你去找我的老师。"因为那个时候，有些老大夫不出普通门诊，所以有的病人要找老大夫看病是很困难的。他一听这话很高兴，就让我给他开方。我开了三付桂枝汤。我那时候不太会用这个方子，也就没有告诉病人怎么吃。

患者拿了三付药。等到第三天的时候，他又来了。他说："大夫，吃了你的药什么感觉都没有，还是那样。"我就带着他去找胡希恕老师，胡希恕老师是当年我们东直门医院特别善用经方的老前辈，那时候他不出普通的门诊，他只被安排在特殊门诊给一些高级干部看病。

我说："胡老，我给您带来了一个很疑难的病人。这个病人每天下午到了三点钟就开始烘热，然后开始出汗，出汗出到换两件衣服的地步。以前的医生益气固表、敛汗收涩都不管用，我给他用了桂枝汤想发汗。"

然后他就开始问病人："这个方子你怎么吃的？"。我发现这个病人吞吞吐吐地说："我早一次，晚一次。"后来我仔细回想，突然明白：

恐怕他根本就没吃我开的药，他就等着我带他去找老大夫看病，看来他不信任我，更不相信出汗那么多还能够发汗，所以他根本没有吃我开的药，就等着三天后让我带他去找老大夫看病。

胡老对我说："你的方子开得好，你怎么给他吃的？"我说："我当时也没怎么和患者细说怎么服药。"胡老就对患者说："还用原来开的方子。但服药方法要注意。每天就吃一次药。你不是下午三点钟有烘热、有出汗吗，那你就在下午一点半吃药。吃完之后，你多喝一些热水。然后在办公室的沙发上稍稍坐一坐。要注意穿的衣服稍稍厚一些，先潮潮地出一点汗，到了两三点钟再看热得起来还是热不起来。先开三付试试。"

这个患者很高兴地走了。三天后的第四天，他又来了，特别高兴地说："大夫，这发汗的方法还真不错。第一天中午我吃完这个药以后，喝了点水，身上潮潮地出了一点汗，根本就不用换衣服。到了下午三点钟该发热的时候，我就等着发热，结果居然热不起来，或者是热的劲儿不大。随后出的汗不多，我只把最里面的衣服换了。到了第二天，比头一天的热更轻了，我觉得衣服不换就可以了。到了第三天呢，就热得更轻了，根本不用再换衣服了。所以，这方子是有效的。"我就说再开三付，他说要不要再找老大夫？我说不用了。于是，又开三付。

后来这位患者好长时间没有再来。过了三个月以后，我从门诊调到病房。有一天这位患者找到我说："上次你带我去找胡老看病以后，前前后后吃了六付药，从此以后不再有烘热感，不再出汗了。可是最近又有一点汗，你看看这个方子还能不能再用？"我说可以。我再给他开桂枝汤原方，6付。他说："郝大夫，看来你们的工作经常变动，我吃完这个药以后不再复发，我就不再找你；再复发的话，不管你走到哪里，我都会找到你的。"现在三十年过去了，他没再来找过我。

● 故事二：胡老签字成就"厚朴生姜半夏甘草人参汤"

以前我在医院做住院医生的时候，我管的一个女病人，患有一种比较少见的病，阵发性睡眠性血红蛋白尿，治疗了一个阶段以后，病情控制住了，精神也不错了。我查房的时候，她说都挺好。我说那你是不是准备出院？她把衣服掀起来，拍着肚子，她的肚子鼓得圆圆的，说："郝大夫，我的肚子一敲梆梆地响，你什么时候把我肚子胀的毛病再给治治。我肚子不胀了，就可以出院了。"我说；"行呀，我给你治治。"

她说："我这个肚子胀是怎么回事？"我说："我早晨查房的时候，你怎么不说肚子胀呢？我的医嘱都开出去了。"她说："我早晨不胀，上午也不胀，就到了傍晚的前后会胀。"

我说："我知道了，你有贫血，伸出来的舌头胖胖的，淡淡的，舌苔厚厚的（选用厚朴的指征），你是脾虚，运化机能低下，所以痰湿内生，湿邪阻滞，气机不畅，因此就出现了这种肚子胀，是个虚中夹实的证，我还真有办法治疗。"她说："那你给我开方子吧，治好了我的肚子胀，我就出院了。"那个时候我们医院要求病房有周转率，所以我也盼着她快一点出院。

我就开出了厚姜半甘参汤，共七剂，方子中的厚朴应该是 10 克。可是，那个时候厚朴这味药特别缺，对我们年轻大夫来说，若多开些厚朴，药房的老师傅有时候就用"这味药用完了"而婉言拒绝。我只好把厚朴开成 6 克，老师傅才同意配药。而生姜这味药，我自己不爱吃生姜，因为怪辣的，所以我考虑到这个方子的口感，生姜就少开点，开了三小片。半夏用了 10 克，这是个常用量。我考虑到患者脾虚明显存在，党参用了 20 克，甘草用了 6 克左右吧。

这个方子开出去以后，一两天患者服后没什么反应。到了第三天上午我去查房的时候，她说："郝大夫，你开的那个药，我已经吃上了，你开的药真厉害！"我心里很高兴，疗效很好。患者接着说："原来我每天晚上还能吃一小碗粥，自从吃了你那个药以后，我昨天晚上连这一碗粥也给节约了。"我说你再说一遍。她说："我昨天晚上胀得更厉害了！吃了你的药，原来我还能吃一碗粥，结果昨天晚上连这一碗粥也不能吃了。你说得挺好，说我是什么虚中夹实，怎么用起方来不是这么一回事？"我说："我用方没有问题，怎么会症状更加重呢？我去问问我的老师吧。"

我就拿着患者的病历，拿着我开的方子，去请教胡希恕老师。胡老那个时候也是我们东直门医院特别善于用经方的一个老前辈。他一看这个病历的内容，就呵呵笑了。他说："你的辨证很对，你的方子用药也很对，但药量没有把握好。你还记得《伤寒论》原书里的那个厚姜半甘参汤的药物药量吗？"我说："老师，我不记得了，只能记住药物的组成。"胡希恕老师说："厚朴半斤姜半斤，一参二草也须分，半夏半升善除满，脾虚腹胀此方真。"

其实在这之前我根本不会背这个方歌。人参只有一份，而厚朴、生姜却是八份，剂量比例不是显而易见吗？而我开的方子却把剂量比例给颠倒过来了，补气的药党参我用了 20 克，甘草用了 6 克，而厚朴、生姜只用了 6 克。

　　胡老说："你怎么用这么少的生姜、厚朴？"我说："老师，我如果开厚朴 10 克，药房的老师傅特心疼这个厚朴，用多了不给配药。"胡老说："来，我给你签字，咱们厚朴用到 20 克。"胡老签字，药房的师傅肯定就给配药。我问生姜用多少？胡老说生姜用 15 克。我说会不会太辣？胡老反问"你是给她做饭，还是给她配药？"所以生姜用 15 克，党参改成 6 克，半夏用了 15 克，甘草还是 6 克。这就是胡老改后的方子。

　　回到病房，我对患者说："我现在已经请教我的老师胡老了，还是我这 5 味药，就是剂量调了调。"这个病人将信将疑，试着吃吧。第一天没有明显的效果，第二天、第三天肚子越来越不胀，肚子胀的程度越来越轻。吃了 7 付药，晚上肚子就不胀了。她特别高兴，她说："我肚子不胀了，那我要出院了。"她那时候是四五十岁，我那时候也就二十来岁，她把我当成小孩儿，她说："郝大夫，你还要好好向胡大夫学习。"

　　所以这个方子的剂量比例给我极深的印象，而且这个病人也给我极深的印象，我现在还记得她的名字，记得她的样子。厚姜半甘参汤是治疗脾虚痰湿阻滞、虚中夹实腹满的一张很好的方子。我们在使用它的时候，要特别注意它的剂量比例。

第六节

一代中医巨匠——胡希恕先生晚年二三事

赵厚睿（湖北中医药大学副教授）

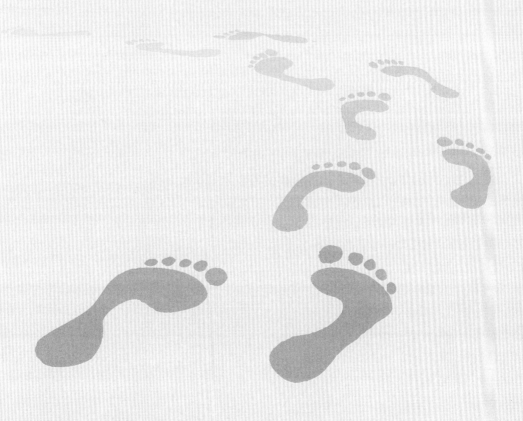

走近胡希恕
——胡老弟子跟师追忆与经方医学传承纪实

作者自按：这是我在 2008 年上半年写的一篇文章，当时以赵晋平的网名，发布在黄煌经方沙龙网。在某夜之间有感而发，将我所知的经方大师胡希恕先生晚年轶事进行记录整理，未曾多加修饰。而所谓的"我之所知"，实际上，全源自于先师张长恩教授生前为我们弟子们授艺时所述。张师跟随胡老多年，他为我们回忆胡老时的情景，宛如昨日。其语言平实亲切，勾画出一位让后人景仰的中医老人的形象。

在我心中，胡老不是一位大师，而是一位可亲近的中医治学者和先行者，他给我们当代中医以敢于质疑和创新的勇气，激励我们心中热血梦想。有这一勇气和梦想，中医之根才会深扎于中国这片热土，我们的魂才会永存于这世界。我谨以此文深悼这位敬爱的中医领路者！

自我发此文后，网络上纷纷转抄，学友们在领略胡老风采之余，更增添了对胡老学术的兴趣，以至于对整个中医文化的兴趣。一篇简短的回忆录，能偶获如斯效益，也是我始料未及的。我本一中医浩海边上的顽童，若能拾起一两颗璀璨明珠供观众观赏悦目，则此生有幸！愿中医之风盛行，愿所有优秀的中国文化复兴！

一

胡希恕先生脾气倔强，不轻易生气，但真生气时却无人能劝。先生一大特点，即生气时便闷在一旁抽烟，茶饭不思。一次在东直门医院为进修医生讲授医学经典《伤寒杂病论》，先生重实践，深入浅出，获得了普遍赞誉。当过渡到《金匮》篇时，先生开篇便道：此为后人杜撰，非仲景文也，略去不讲！这本属一学术见解，奈何传统成见太深，致此语一出，台下一片哗然，竟至于学生集体罢课。面对这一尴尬境地，院领导拟请当时的金匮大家、时任北京中医院院长的宗维新教授授课，请先生弟子（同时也是宗先生的弟子）从中斡旋。弟子至先生家中，先拜谒师母毕，说明来意，师母言先生正情志不遂，示意弟子退去，弟子窥屋内烟雾缭绕，先生正独坐一隅，茶饭不思，神情默然。此情此景，其弟子只得小心告退，暗想事情不妙矣。出人意料的是，次日一早，师母便转告弟子，师父已答应此事。当宗先生在讲台上对《金匮》进行精彩阐释时，先生的弟子猛然发现讲台最后一排，赫然坐着一个老学生，戴着一副老花眼镜，一手拿个小本儿，一手在上面费力地写着画着，异常认真地记着课堂笔记，那不就是先生么？

二

先生一生三大爱好：饮茶，吸烟，下围棋。

先生每日不离茶，一个大茶壶，够先生喝上一整天。作为中医界的伤寒巨擘，先生善用大柴胡汤已是远近闻名，他将该方剂运用得出神入化，加上先生的姓氏，和他终生的爱好，友人给他一个雅号，趣称为"大茶壶（大柴胡）"。

先生嗜烟如命，烟是他"最好的朋友"，他终日不离烟。先生对烟的爱好，胜过任何一个吸烟的人。他将没有滤嘴的烟头吸到最后一点，还舍不得扔掉，把其中残留的烟丝根根拔出，再用门诊处方单小心地包卷起来，用浆糊粘好后，就又成了一支烟。先生品尝着自己的杰作，在喷云吐雾中尽情享受着平静的生活。

先生晚年得了呼吸道重病，仍然每日不离"最好的朋友"，学生们好心地劝他，才勉强开始戒烟。

先生嗜好围棋，爱下棋，更爱观棋。其实他的围棋造诣远不如他的医学造诣。他下棋，完全不是为了输赢，仅仅是为了一种自娱自乐。

先生看病如下棋。他下棋，对棋的每一步都记得清清楚楚，他观棋，回去后必能复盘无误。他常与老友陈慎吾先生一起复盘，这个共同的业余爱好成了这对挚交知己最重要的见证。先生看病，对于病人外貌形象，不论过多久，总是记忆犹新，或许他一时想不起他所看这个病人的名字，但一提到某天某病，先生立即反映出当时的景象。唯有一次例外：一日先生应陈毅之约到他家看病，之后又下围棋，回家后，他只记得下棋的事，不记得看病的事了。

三

先生诊病，如快刀斩乱麻，竟常有望而知之的胜境。一日，弟子介绍一友人前来诊病，患者久病不愈，一进门说明看病的来意，尚未描述病情症状，先生便已写好处方，言明拿回去服一剂便好，患者大为诧异，但素服先生疗效，虽半信半疑亦不敢多问。其后效果如先生之言，此事令人百思不得其解。当时看的这个病人，是大学的一个教师。这个病说是慢性病，与他的体质有关，当时胡老所开的方是麻黄附子细辛汤，后来胡老的解释是，见到病人面色青，不用多考虑了。当然，先生很少讲这样的话，除非是老故人，否则，先生是比较谨慎的。记得有一次，先生看一个病人，病人问，如果包治好就治，否则就不治疗了。但先生说：包治好就不好说，但你可以试一剂，我开的药蛮便宜的。结果，第二天，病人感恩涕零地感谢先生来了，来再索药吃。

胡老看病，对病人是很好的，大家从郝万山讲伤寒的课中应该了解到一点了。胡老看病如此迅捷，主要是因为经验已积累到了一定程度，所以，他的问诊极其简短，一两句就可以处方。这种抓主症的功夫，是几十年积累的结果。

四

先生风骨傲然，一生坚持从自己的临床实践出发，捍卫其学术真理，而丝毫不惧权威。一次，先生在东直门医院住院病人处方中用了大黄10克。由于学术见解的不同，时任东直门医院中医科主任、同样是一位医学巨擘的秦伯未先生，在内科查房时，嫌其量大，将大黄一药改为4克，因一时疏忽，事后未及通知先生。这一举动，惹恼了先生，先生激愤之余，脱去身上白大衣，怒曰：老子不干了！后经人劝解，方才罢休。

先生一生精勤不倦，晚年仍没有停止对中医学的探索。他常常在思考，如何提高自己的学术水平，如何让中医学为祖国人民做出更大的贡献。他在重病卧床之时，仍念念不忘叮嘱自己的学生要将祖国医学传承、发扬，哪怕把他的学术往前推动一点，他都会感激万分……

第七节

追忆胡希恕先生访谈录

马家驹博士（北京中医医院医师）

2011 年日本兵头明先生赠送的胡老讲课录音等资料 ▼

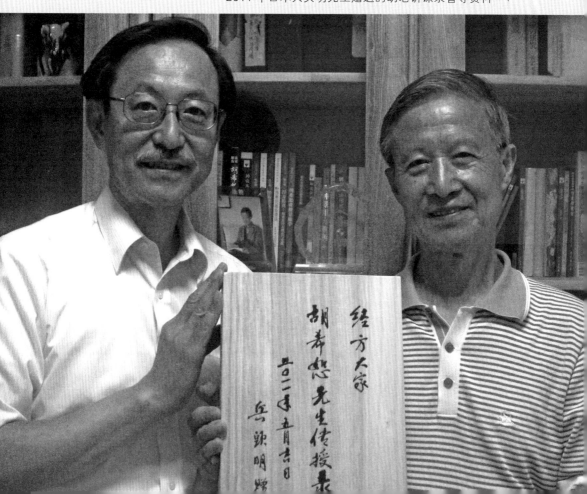

编者按：为编写《走近胡希恕》一书，胡希恕名家研究室马家驹博士先后访谈多位老师，以下资料为访谈实录摘要：

● 陈大启先生回忆

【陈大启先生，主任医师，著名中医临床专家，现代伤寒名家陈慎吾先生之子。】

胡老的学术思想，跟我父亲（陈慎吾先生）基本是大同小异，各有发挥。他们在一起的时间比较长，从 1935 年底开始就在一起。胡老大概是 1935 年左右从东北来到北京的。最早在我们家住着。后来等胡老把全家接来，就搬到灵境胡同那儿住。

我父亲可能是在 1930 年前后拜朱壶山先生为师，朱壶山是唐宗海（唐容川）的学生，就是现在所谓的中西汇通派。胡老经常上我们家，二老一块儿学习，一块儿研究，一块儿探讨交流。一直这样持续下来。后来等到 1937 年左右，二老在灵境胡同的西口路北那儿，建了一个国医联合诊所。胡老、陈老他俩脾气相投，所以几十年的老交情，经常在一起讨论、下棋、喝酒。

基本上，胡老和陈老学术观点还是比较相似的。有些原来我父亲的学生，后来我父亲都不教了（因为"文革"期间，我父亲受到"冲击"），有些学生也跟胡老学。樊正伦也是胡老的学生，他学习相当刻苦，人也很自强。

我父亲 1956 年成立北京汇通中医讲习所，后来把讲习所交给北京市中医学校接办，他就参加北京中医学院的工作了。那时候胡老还没有参加北京中医学院工作，但是学院请他讲课。我父亲陈慎吾先生到北京中医学院工作后，担任伤寒教研组组长。胡老此后在北京中医学院附属医院东直门医院工作。

我是 1926 年出生的，1935 年底开始见到胡老的时候，还不到十岁。此后一直到八十年代胡老去世，我都与胡老常见面。记得最后一次在医院见到胡老的时候，那时候胡老病重住院了，出现胸水、下肢水肿，胡老自己给自己开的是十枣汤，服后胸水、下肢水肿均消退。

胡老在学术研究方面很有魄力，他有几个用得非常得心应手的方，比如小柴胡加石膏。当时我父亲也用这个方，但是我父亲用起来相对比较缓，胡老用起来相对比较急（胡老人的性格也急，方如其人）。他们在一块儿讨论、研究，研讨完毕，就喝点酒，下下棋，休息一会儿，然后再一块儿看书、写东西，多年来一直这样。

胡老对我们家影响比较大，对我的影响更大。刨去我父亲不算的话，我的第一个老师是胡老，然后是于道济先生、赵锡武先生、余无言先生，之后是穆伯陶先生等。我学医的时候，是学《伤寒论》《金匮要略》，有时候也学《黄帝内经》或者是《医宗金鉴》各个心法要诀。胡老指出必须还要看温病相关著作，不看温病就不知道学术怎么发展。同时，还要看疾病的流行情况，一个朝代有一个朝代的流行病。胡老在医学方面主要研究仲景学说，但也不排斥温病学派，并且还借鉴现代医学。

● 王凤岐教授回忆

【王凤岐教授，主任医师，原国家中医药管理局办公室主任，卫生部中医司教育处处长，师承陈慎吾、秦伯未等中医名家，现为中医之家总干事。】

胡希恕老对于学生要求颇为严格。当年有位日本研究生兵头名，在大概是硕士论文答辩的时候，因论文优秀而被其他老师都打了5分（满分），唯独胡老给他打了4分。大家不太理解，胡老说：兵头名论文写得不错，但他缺少临床经验，临床水平不足，所以不给满分。

胡希恕老不仅自己不轻易发表文章，而且对于学生撰写的他的学术思想论文，亦不肯轻易推荐发表。他总说观点尚不成熟，再考虑考虑吧。当年冯世纶交给胡老一篇文章，胡老看后，说等等吧，就随手放在桌上，几年过去不见消息。冯世纶在胡老去世后整理遗物时，在桌子上的一摞书里面发现了这篇文章，其中一角露在外面，因胡老吸烟，故露在外面的一角已经被熏得黄黑了。

说起胡希恕与陈慎吾的友谊，颇有渊源。当年陈慎吾先生的舅舅为帝师，姑姑为同仁堂掌柜，为陈慎吾先生很快在北京立足提供了方便。当年胡希恕先生、刘渡舟先生来京，均是先在陈慎吾先生家里借宿，因此才能够切磋学术，成为好友。

● 李惠治教授回忆

【李惠治教授，师从胡希恕先生、陈慎吾先生，曾任中华中医药

学会副秘书长、北京中医药学会秘书长。】

胡老讲课的时候，一包烟卷，一根粉笔，开始讲。我们在1978年高级师资班学习的时候，请了当时10位中医界顶尖级的教授，在那儿上学的同学都是中医颇有造诣的专家。最后大家的评价是：胡老是真正的教授。胡老当时用了4个小时，把整个《伤寒论》串讲下来。可惜当时没留录音，那是讲得特别精彩的一次。

第八节

胡希恕经方医学传承"三部曲"

陈建国（胡希恕名家研究室主任）

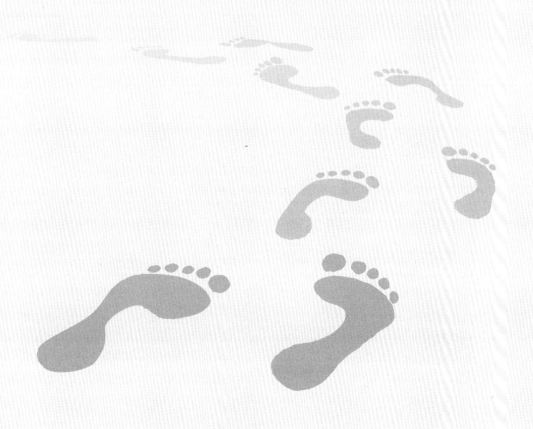

白手起家：从"AA 制高效率"学术团队到"网络师承班"（2006—2009 年）

自力更生：从"全国经方论坛"到"胡希恕名家研究室"（2010—2011 年）

百花齐放：从"北京仲景学说委员会"到学术分支遍布全国、全世界（2012 年—至今）

很多中医学术团队，都把胡希恕经方医学的传承，视为当代中医传承的一个经典范例。

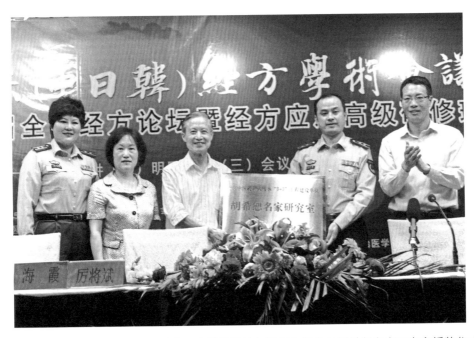

北京市中医管理局厉将斌处长、《中国中医药报社》海霞主任参加胡希恕名家研究室授牌仪式

胡希恕学说，从默默无闻、无人知晓，到成为与刘渡舟学说比肩而立的当代经方学界最有影响力的两大学派，到底是如何实现的？

胡希恕经方医学传承团队，从"一个退休老教授、两三个抄方学生"到如今全国中医学术界"标杆式"强执行力、强影响力的学术团队，到底是如何实现的？

作为亲历"从零起步、白手起家"学术传播全过程的我，作为胡希恕名家研究室的具体负责人，我觉得到了对胡希恕经方学术传承阶段性总结的时候了。当然，多位师兄弟反复给我打来电话，强烈要求我一定要对既往的工作进行总结。我专门请示了冯世纶教授，冯老指出这非常有意义，指定让我来做。我想，借此机会做一次全面总结，一方面，这样的学术传承传播经验，也许对中医学界有借鉴价值；另一个方面，那些为了胡希恕经方医学的传承和传播默默无闻付出努力、做出贡献的人，我有责任也有义务提一下他们的名字，以此真诚

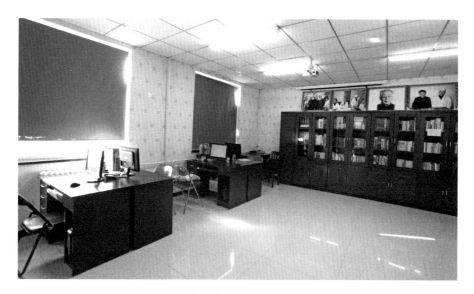

胡希恕名家研究室

地感谢他们!

白手起家:从"AA 制高效率"学术团队到"网络师承班"
(2006—2009 年)

一、组建"AA 制高效率"小型学术团队

自冯世纶教授编著的《经方传真:胡希恕经方理论与实践》
(1994 年)、《百年百名中医临床家:胡希恕》(2001 年)出版以后,
陆续有人学习胡希恕先生学术。据冯老讲,到 2006 年左右,冯老开

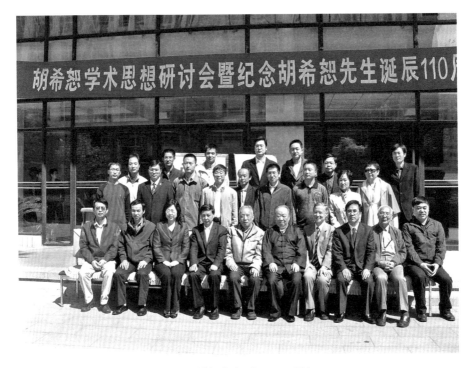

纪念胡希恕先生诞辰 110 周年

始在北京中医药大学等地系统讲授胡希恕经方课程，当时仅有北京中医药大学在读硕士陶有强、马家驹和鲍艳举师弟及来自宝岛台湾的师兄们，还有中国中医药出版社刘观涛师兄等寥寥数人。早期跟随冯老学习的马家驹回忆："还记得最早的时候，我在2006年刚开始接触经方。当时冯老在什刹海边上讲课，我们几位同学骑着车子跑过去听课，暑假的时候，炎热的夏季，又热又乏，也是听得昏昏欲睡，哎！突然听到冯老讲解小青龙汤，说夏季其实麻黄、桂枝更加常用的时候，和教材中的观点明显不同，一想还很有道理，一下子似乎给了我点拨，于是从此跟随冯老学习，从那之后一直到现在（2018年），一晃十多年过去了。""还记得最早在2006年起跟随冯世纶教授门诊的时候。当时坐在冯老对面，有时只有我一个学生。冯老开出十张处方当中，有多张是柴胡桂枝干姜汤加减，当时不理解，后来随着自己临床阅历的提升，也慢慢体会到了厥阴病和柴胡桂枝干姜汤在临床的重要性，也希望大家能够引起重视……"

一个退休老教授、两三个抄方学生，没有任何资金来支持，没有任何平台可依靠。一切都从零开始、白手起家。在这种背景下，诞生了"AA制高效率"和"谁提议，谁负责"的学术建设新模式。

2007年12月，堪称胡希恕学术团队举办的第一场学术会议——"半表半里学术思想研讨会"在北京中医药大学举办。2008年，随着胡希恕原声讲经方的《胡希恕伤寒论讲座》《胡希恕金匮要略讲座》（含录音音频）的出版发行，胡希恕经方医学在冯世纶教授的率领下，开始更广泛地传播。

2009年4月26日，冯老发起、中华中医药学会和北京中医药大学主办的"胡希恕学术思想研讨会暨纪念胡希恕先生诞辰110周年"

大会在北京中医药大学召开。陶有强师弟是具体的组织者，所用全部经费都是冯老自己的4000元稿费，用于印制材料等开销。后来申报胡希恕名家研究室的时候，相关领导在知道这个情况后非常惊讶，说没有花国家一分钱，却做了这么多有益中医的实事，也是由衷的钦佩。对于当时采用的"AA制高效率"模式，刘观涛师兄曾写了一个"手记"，在他担任秘书长的世界中联古代经典名方临床研究专业委员会发布。

十年一剑：亲历"自助者，天助之"

2018年3月1日 刘观涛

十多年前，中日友好医院一位退休的主任医师，带着五六个北京中医药大学的学生，讲授当时默默无闻的"胡希恕经方医学"。

后来，五六个学生的规模扩展了一下，变成十几个人的小讲座。

当我也参与听课的时候，我和这个小团队的师兄们设想了很多办法：

比如，能否找到一个国家级的学会，找学会进行"学术活动"合作？联系了中华中医药学会等机构，没有任何结果。那时候，仲景委员会对我们来说，是个遥远的梦想。

比如，能否找到一所中医药大学，进行"授课开班"合作？联系了北京中医药大学，也没有任何结果。

然而，那时候的快乐，也是无限纯真而浪漫：

想召开一个学会会议？太容易了！——在餐馆定一个单间，连开会研讨带就餐干杯，全有了！随时随地的学术会议，虽然只是十人左右的

"特小型会议"。——当时唯一有点"不好意思"的事情是，全部 AA 制收取餐费，我们经常对每人收取 100 元餐费（那时还没有微信转账）。

后来，我们终于召开了一次大型的胡希恕学术研讨会，是在北京中医药大学召开的，邀请了诸多名家到场。所有费用全部是冯世纶教授自掏腰包（我拟采取 AA 制，冯老坚辞），一场 300 人的会议，花了多少钱？所有人可能都想不到，总共花了 4000 元！

随后，我们坚持"从零开始、白手起家、自己动手，丰衣足食"，通过当时免费的网络语音系统（呱呱），为冯世纶教授开办"胡希恕经方医学网络传承班"。一位七旬老人，每周在电脑的摄像头前讲授一个下午，一直坚持了四年！

四年啊，风雨无阻！完全免费！

四年后，网络课程培训了一千多名全国各地医生！

有着一千多人，有了后来声誉鹊起的"全国经方论坛（北京）"、北京市中医管理局批准成立了"胡希恕名家研究室"、北京中医药学会仲景学说专业委员会！

胡希恕先生由默默无闻的已故老中医，成为与刘渡舟先生比肩而立的经方大家！——一切，都从小餐馆的 AA 制"学术小小会议"开始！

为什么我作为当年"全国经方论坛"的发起人，一直呼吁坚持 AA 制？

因为 AA 制代表平等。——无论在哪个专业委员会，院长、博导与普通主治医师，完全平起平坐、比肩而立！大家都是黄帝、仲景门下的"师兄弟"。

因为 AA 制代表高效。——若以"拉赞助"模式，很多活动非得赞助到位才能开展,何必呢?何苦呢?为什么不马上就开展呢?譬如说,每人三五千元就能参加豪华游轮(天津—日本)上的七日学术之旅。一场说走就走的精神旅行。上午游玩,下午研讨,手机屏蔽,何乐不为?!

　　因为 AA 制代表精品。——自己掏腰包,必然"倒逼"学术研讨的精品性,所以,即便是游轮之旅,势必提前已经浏览品读了参游同仁的论著,以便届时华山论剑、海上畅谈。"三五好友,随时出发,面朝大海,春暖花开"。

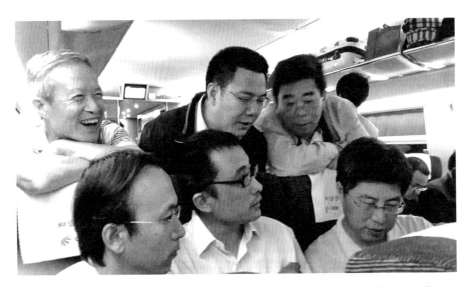

　　高铁上的经方学术讨论　2014 年在上海组织的经方学术研讨会闭幕,返京高铁上还在进行经方学术交流(后排左一为北京中医药学会仲景学说专业委员会名誉主任委员冯世纶老师,中间为主任委员冯学功教授,右一为首都医科大学中医药学院耿建国教授,前排左一为北京中医药大学东直门医院张立山教授,中间为中国中医药出版社刘观涛主任,右一为北京仲景委员会副主任委员兼秘书长陈建国主任)

二、开办公益网络"经方师承班"

有很多业内同仁都知道,"胡希恕经方医学"从零起步最重要的突破点,是后来被称为"经方黄埔军校"的网络传承班。他们很想知晓其中的幕后故事和操作细节。此事说来话长,请让我细细道来:

我工作在一个部队的综合医院中医科,当然就是踏踏实实地搞纯中医了。为了不断提升自己的临床疗效,经过反复的临床实践,我从2006年开始,将学习的重点聚焦到疗效令人叹为观止的经方。但是,

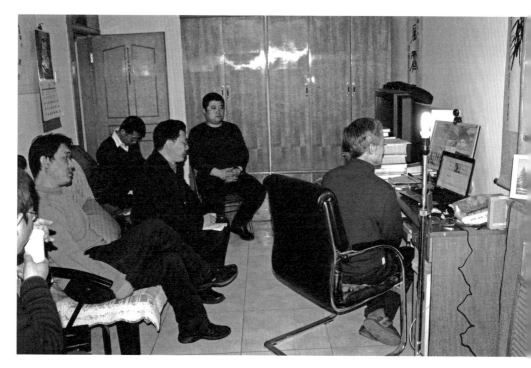

冯世纶老师给经方师承班授课现场,通过电脑网络,全国各地数百名医生远程收看讲课实况

2010年冯世纶教授经方

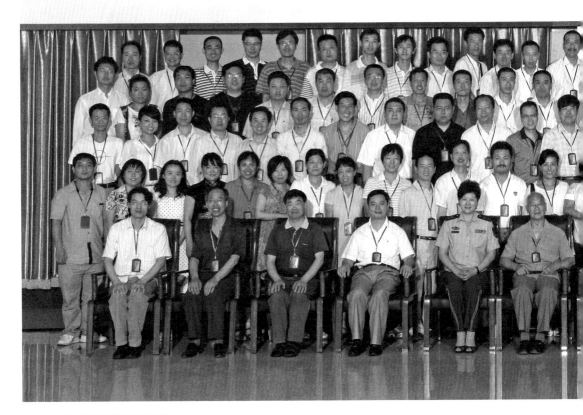

2010 年经方师承班面授合影

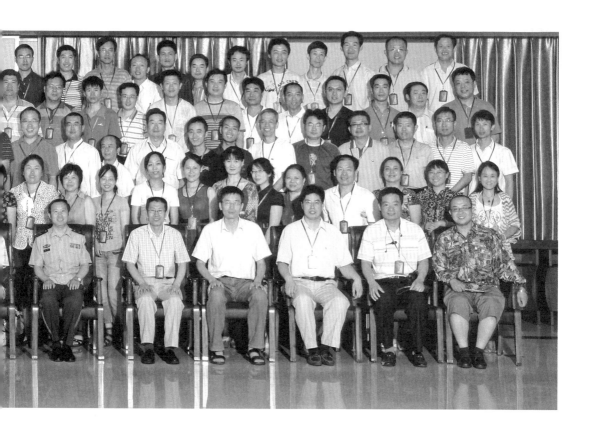

师承班面授暨学习交流会 2010.6.26

学习经方之路岂是那么平坦？为了深入学习经方，我把我认为需重点学习的几本书翻看得几乎散了架，但是越读问题越多，后来就买了更多的经方图书，尽可能广泛涉猎，希望能够解除心中的困惑。结果，却正像胡老当年的经历"所读之书既多，则渐滋迷茫而困惑不解"，虽然应用的经方多些了，却是学得一头雾水，问题积累得越来越多。2009 年，孙立彬师兄知道我正在研读经方，推荐我学习胡希恕先生经方学术的书，那时，他也正在学习胡老学术。我刚开始翻看，即觉豁然开朗，胡老学术在大家经方学习的道路上，确有"通闭解结"之功，我马上开始了如饥似渴地学习。后经孙立彬师兄介绍，我开始跟诊冯老抄方学习。之所以我要简单地谈一谈自己最初的学习经历，是因为我所知道的绝大部分志同道合的朋友们，参与胡希恕先生学术的传承和传播，都是基于同样的原因。

中医的传播传承，需要平台。当时我们堪称"一穷二白、毫无资源"。最后经过团队讨论，决定利用免费的互联网资源，开展公益网络教学。2009 年在"复兴中医网"的网络论坛，发出第一份"经方师承班"招生告示。通过完全公益的经方师承班，在全国各地播下了众多的经方火种，复兴中医网一度成为全国经方学术交流热度最高的网站之一。不少很早就在经方师承班学习的同学，很多人现在已经是一方名医了，功底扎实，疗效出众，并且，他们现在也在自发通过各种方式传承和弘扬经方学术（这一点尤为难能可贵），他们以身垂范，薪火传承，至少仍在影响着数千名中医学子学习胡希恕先生的经方学术。

为什么经方师承班能够一石惊起千层浪？三个原因：第一条是胡老学术之美，所有参与的人都切身感受到了。我重点要强调一下第二条，就是冯老的无私奉献精神。冯老是经方师承班的主要授课老师，我是组织者，被称为"班长"，陶有强和马家驹具体参与了组织工作，我们亲历了这一切，真是感慨万千。自2009年9月起，冯老就在自家的书房第一次通过网络开始授课，用了接近4年的时间，系统深入地全面讲解《伤寒论》398条。需要强调的是，一位年逾古稀的老人，没有一分钱课酬，能够坚持给素未谋面的学子们授课近4年，多么难能可贵！并且冯老绝不掠其老师学术之美，反复强调这是胡希恕先生的学术，这样的前辈能不被人尊重吗？！所以，所有在师承班跟下来的同学，对冯老的仰慕之情以及同学之间的感情都很深。

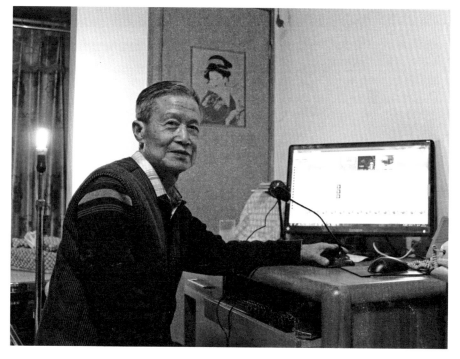

冯世纶教授参加经方网络师承班"感念师恩"线上春晚活动

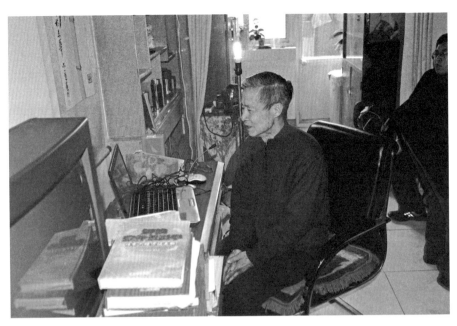

2009 年冯世纶教授在书房给经方师承班网络授课（一）

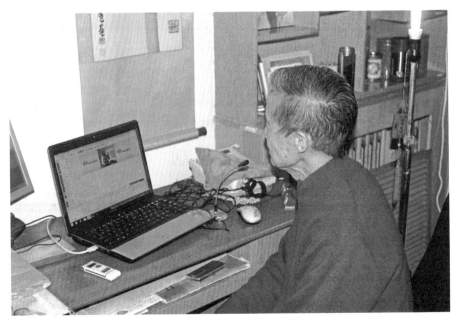

2009 年冯世纶教授在书房给经方师承班网络授课（二）

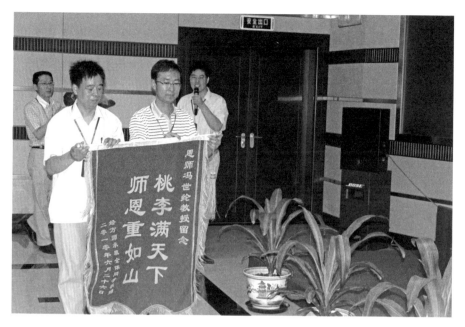

师承班同学代表向冯世纶老师敬献锦旗

关于经方师承班的建设，我们有一套经过数年摸索的经验，现把 2011 年我总结出来的文字附在下面：

网络教育模式介绍

胡希恕名家研究室通过复兴中医网（www.fuxzy.cn）招生授课，进行主讲的专家除冯世纶教授和骨干弟子外，还有来自全国范围内的优秀中青年经方人才（如毛进军）参与授课。教学内容除系统讲授课程外还有病案互动交流、方证临床体会，力图把单一的"教与学"课堂变成互动式立体课堂。

另外，网络教学还以图书、论坛两种方式作为辅助。在胡希恕名家研究室的组织下，所有讲课的语音资料均会在 7 天内被转化成文字，以便于更广泛的人群能够利用"碎片化"时间进行学习。对于整理出来的文字资料，优选精华部分进行再加工，以系列丛书的方式正式出版，通过书籍模式再度弘扬和传播经方学术思想。

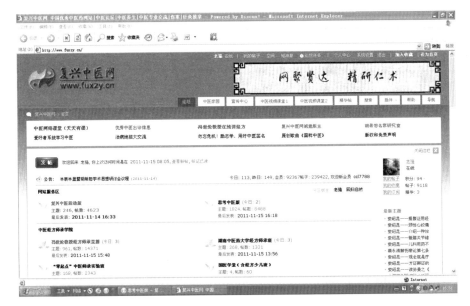

复兴中医网截图

具体说明

冯世纶教授通过远程公益的方式系统讲授胡希恕先生学术思想课程，从 2009 年 9 月开始，每周六下午 14:30 定时开通网络视频进行讲课。下面，以此为例说明网络教育实施的模式：

A. 首先选取以胡希恕先生学术思想为核心内容的图书作为教材，先让同学们进行系统学习（自学）。

B. 将网络课程学习的精华内容（一般为每周学习《伤寒论》条文两条）电子版发布到网站的学习版块，学习的内容除原文外同时有胡希恕先生的注解和冯世纶教授的认识体会。然后组织同学进行学习，并组织同学将自己的疑惑和学习体会发布到网站。

C. 将上述同学疑惑进行归纳整理并编辑发布。一般每次均可以整理出 10 数个有针对性的学习困惑和不同理解。

D. 每周六下午 14:30，冯世纶教授在胡希恕名家研究室或自家书房中，通过网络视频的方式，专门就同学提出的问题进行解答并进行互动交流，同时将部分同学提出的临床病例选择性进行现场解惑。

E. 组织同学将冯世纶教授讲课现场进行录像、录音并保存，之后组织同学对录音进行逐句逐字地整理，转化成 word 文本，一般在一周内完成。整理完成后即在网站发布，供没有时间到网络课堂听课的同学补课。

学习班采取全部公益免费的方式，但是需要学员填写报名表并通过审核（报名通过网络方式实施）。

通过以上介绍读者就能知道，组织这样长时间不间断且程序繁杂的学习班，且全部为义务劳动，这是一个浩大的工程。但是我们圆满

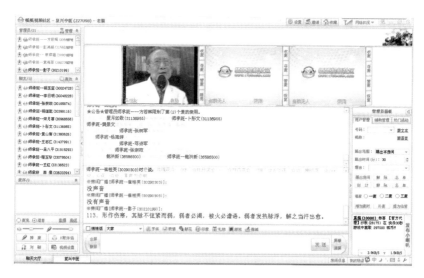

2010 年 11 月 6 日冯老通过网络讲课界面截图

地完成了！之所以如此，是由于师承班当中一些同学承担了大量的具体工作和组织工作。其中，优秀的代表是深圳的徐晓峰，浙江的季之恺，四川的彭鸿杨，山东的孟庆勇、隋永强、杨燕，福建的颜红艺，河北的马汝明，黑龙江的王宏岩，苏州的葛永修，内蒙古的刘永军和广东的梁耀平等人（贡献突出的人员众多，后附名单）。从他们夜以继日听着录音敲出的数百万文字中，从他们在组织和管理师承班同学学习的热情中，我们能感受到他们对胡希恕经方学术的真诚敬意。他们为经方师承班的建设做出了突出贡献，感谢他们！我们应该知道他们的名字！

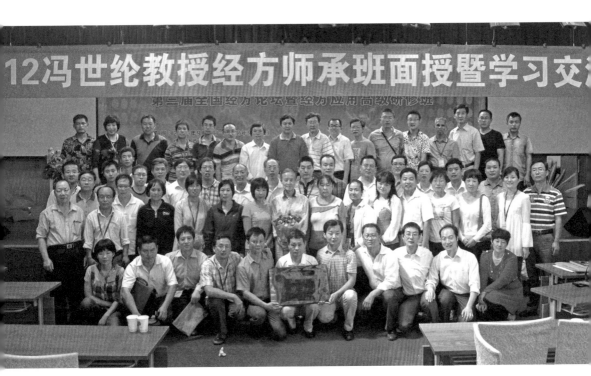

2012 年经方师承班部分优秀志愿者到京参会合影

附："经方师承班"优秀志愿者名单

黄志新	孟庆勇	张广志	彭鸿杨	颜红艺	曾祥云
郝新明	林峻生	毛艳丽	杨福亮	黄海涛	桂双喜
刘永军	李小妍	吕八平	项仁海	杨赞海	李　鑫
王文君	贾聚存	宋炎阁	马汝明	冉铁群	翟淑梅
王维林	罗　愚	牛宝军	郭端辉	隋永强	张小敏
方若辉	刘建军	解　英	黄灵芝	杨　燕	袁海潮
陈华英	徐晓峰	李小敏	葛永修	飘　雪（王宏岩）
邓诗军	谭湘伟	叶原昌	李双林	孙　健	肖铁臣
贾文学	李　霖	默秀欣	许集祺	呼守全	孙琦艳
倪照明	王军杰	张继雪	任伯川	肖荣跃	耿　进
皮海龙	王玉亮	米传峰	宁　敏	谢海涛	朱宏光
雷勇斌	林健祥	王利锋	何振东	万海涛	胡秋伟
黄秀英	梁耀平	路永利	许宗军	吕　仪	蔡群英
彭　瑛	郭　明	季之恺	杨相贵		

自力更生：从"全国经方论坛"到"胡希恕名家研究室"
（2010—2011 年）

三、承办全国经方论坛

许多人对"全国经方论坛"都比较熟悉了，但从 2010 年承办第一届到今年（2018 年）承办第九届，也着实不易。让我们想起那段"万事开头难"的往事。

2009 年冬天的一个下午，冯世纶教授在自家的书房中给经方师承班同学远程讲解《伤寒论》，我们这些在京弟子们大都挤在冯老书房，现场聆听老师的传承课程。冯老讲课用的电脑已经十分破旧，有些影响授课效果。课后，我们一起将经方师承班同学集体捐赠（提前预谋，呵呵）的新电脑亲手给冯老安装好。

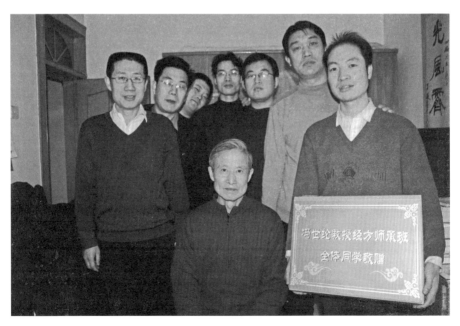

2009 年经方师承班同学集体捐赠冯老授课用电脑（陈建国摄）

此前，中国中医药出版社刘观涛师兄发起策划：目前创办一个学会或组织很难，但是，申办一个国家级继续教育项目却容易操作。我们学术团队可以用一个学术论坛，来作为传承胡希恕经方医学的平台。用什么名字来命名论坛呢？一是定位于"胡希恕经方医学论坛"，二是开放式主办"全国经方论坛"，把"胡希恕经方医学"仅作为论坛的一个主要分支。他倾向于"全国经方论坛"的名称。

当天，在冯老家的书房，经过讨论后，大家最后确定把中华中医药学会主办的"全国经方论坛"品牌，作为学术团队开展学术活动的窗口。当时，在北京中医医院工作的张广中师兄提出，可以用北京中医医院作为申报和承办"全国经方论坛"的主体机构。大家都认为这样做很好。刘观涛师兄提出一个很霸道也很管用的规则："谁提议、谁

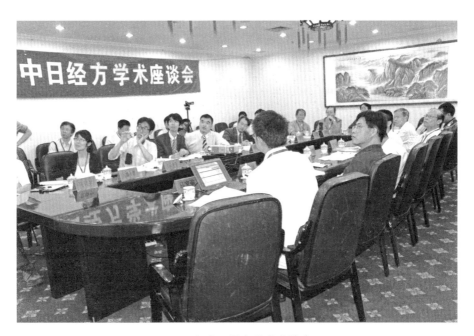

2011年中日经方学术座谈会

2010 年全国经方论坛暨

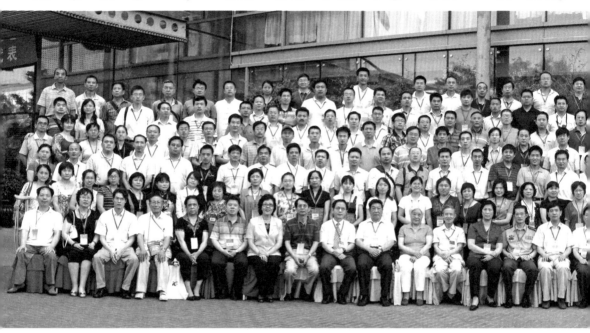

2010 年首届全国经方论坛合影

负责!落实到人,杜绝空说"。决定由张广中师兄牵头担责,大家集体支持完成首届全国经方论坛的举办。结果,2010 年的全国经方论坛取得了巨大成功,黄煌老师、熊继柏老师、刘方柏老师等人都是在首届全国经方论坛被邀请的授课专家。随后出版的《全国经方论坛现场实录》破天荒地把主编的署名定位"具体经办人"张广中主编(而非沿袭惯例由学术带头人冯世纶教授主编)。

2011 年我们继续承办中华中医药学会主办的全国经方论坛,邀请海内外的经方专家和学人参会,"中日经方座谈会"就是在 2011 年的全国经方论坛召开前组织的,中方的代表有冯世纶教授、李士懋教授

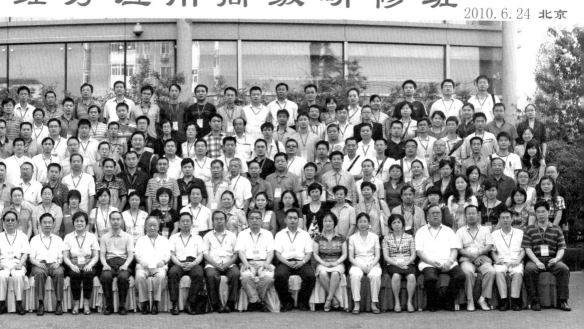

经方应用高级研修班　2010.6.24 北京

和黄煌教授等著名经方家，日本代表团在日本中医学会平马直树的带领下参会。座谈会上，中日双方代表就中医学术进行了深入交流，日本方面对座谈会的组织给予了高度评价。

通过承办中华中医药学会主办的全国经方论坛，胡希恕先生的经方学术得到了重点和广泛地传播。首届全国经方论坛（2010年）有350余名来自海内外的中医人士参会，自2015年起，参会规模都达到了近千人。"千人大会"在中医学界堪称罕见，亦足以证明全国经方论坛不断扩大的影响力。

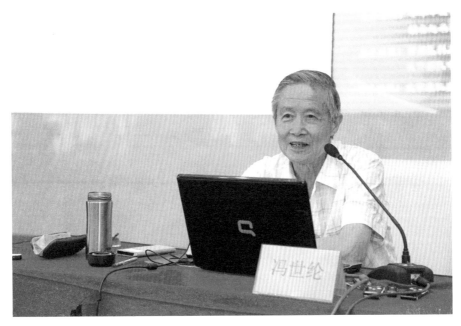

冯世纶教授在全国经方论坛做报告《少阳病探疑》

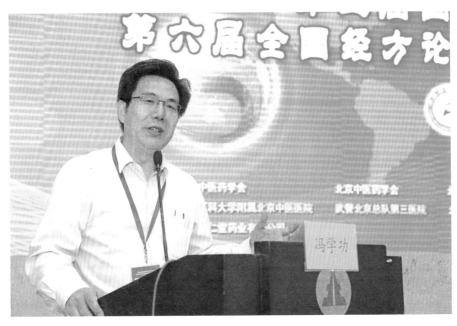

冯学功教授在全国经方论坛开幕式致辞

四、申办胡希恕名家研究室

在冯世纶教授的带领下，研究胡老学说的团队一直以"胡希恕经方传承学术团队（内部也简称'研究会'）"的名义开展活动。2009年，我提出：如果我们有一个学术组织的平台，可能更加有利于胡老学术的传承和传播。为此，我通过各个途径了解相关政策，最终决定，在武警北京市总队第三医院申报北京市中医管理局的薪火传承3+3工程，成立胡希恕名家研究室。那时，我的处方已经全部是经方了，我们医院从院长到各级领导，都切身体会过经方的神奇疗效，兄弟科室通过我临床会诊，也对经方高度认可。所以，当我向当时的黄

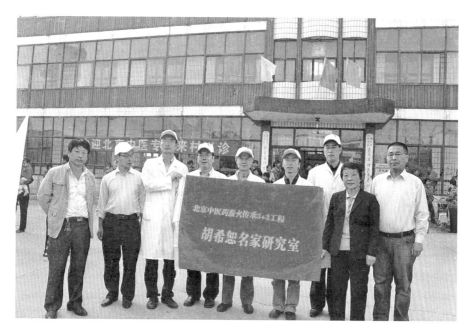

胡希恕名家研究室组织到河北晋州义诊活动

基荣院长提出希望医院支持胡希恕名家研究室的申报时，黄院长欣然同意，马上拿出医院最大的一间房作为研究室的办公场所，并专门安排医务处的贺申助理全面负责具体支持工作。所以，在胡希恕名家研究室申报之前，我们的办公场所和办公用品早就到位了，冯老也开始受黄院长亲邀到武警北京市总队第三医院出诊。特别需要重点说明的是，硕士毕业于北京中医药大学的陶有强和马家驹师弟，为了建设当时还没有开始申报的胡希恕名家研究室，毅然从原工作单位辞职，全身心地投入研究室的申报和建设工作，我们三人朝夕相处，共同努力。后来，他们为胡老学术的传承和研究室建设倾注了高度的热情和大量的心血，大家有目共睹。

基于前期扎实的工作基础，在北京市中医管理局领导的大力支持下，胡希恕名家研究室经论证同意开始建设。当我们拿到红头文件时，大家都非常激动。当时我们组织的在线学习经方的 200 余全国经方学子们，知道这个消息时，许多人都激动地流下了热泪！因为，胡希恕先生经方学术的传承和传播，太需要一个平台了！太需要了！！！在此之前，冯老三十多年一直致力于胡老学术的发掘整理和传承，默默无闻，勤苦耕耘。冯老讲："三十年来，我好孤独啊！"随着胡希恕名家研究室的成立，您不再孤独！所有后来学习到胡希恕经方学术的学子们，我们应该感谢北京市中医管理局屠志涛局长、科教处厉将斌处长和刘骅萱老师，他们一直高度关注并支持着研究室的建设。

有了胡希恕名家研究室这个平台，使得更多的中医学子可以通过这个广阔的平台，认识和学习到胡希恕先生的经方学术。很多人将所学验之临床，疗效得到显著提升，使得难以计数的广大患者受益。不

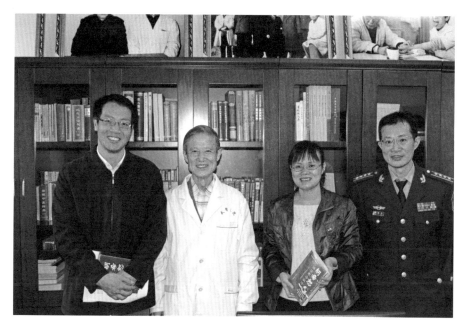

2010 年北京市中医管理局到筹建的胡希恕名家研究室调查（左一为厉将斌处长，左二为冯世纶老师，右一为黄基荣院长，右二为刘骅萱老师）

少中医同行发来感谢的文字：学习了胡希恕先生的经方学术后，对中医临床树立起信心，对自己的未来充满希望。看到这么多人受益，我们也是由衷地感到欣慰。

按照北京市中医管理局的建设规划，研究室按照"五个平台建设"的思路，全力推进。三年建设期后，取得了丰硕的成果，得到了广泛的认可：2014 年 6 月，胡希恕名家研究室被指定代表全北京市 100家室站，汇报传承工作的经验。

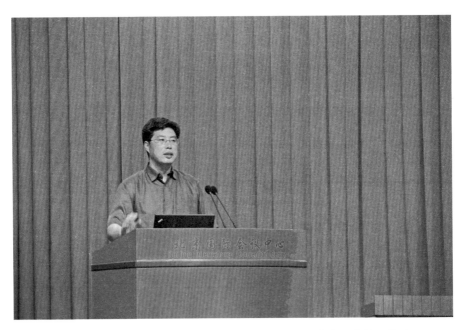

陈建国主任在北京国际会议中心汇报胡希恕名家研究室学术传承经验

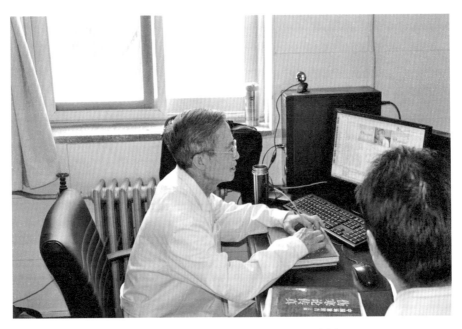

冯世纶老师在胡希恕名家研究室通过网络授课

百花齐放：从"北京仲景学说委员会"到学术分支遍布全国、全世界（2012 年——至今）

五、申报和建设学术组织：北京中医药学会仲景学说 专业委员会

2011 年，北京市中医管理局约谈胡希恕名家研究室，表示希望在北京市着力推广经方的应用，希望胡希恕名家研究室提出可行性建议并重点参与。我和陶有强陪同冯老参加座谈。基于在北京市范围内进一步弘扬经方学术的需求，我提出，可以考虑在北京中医药学会组建

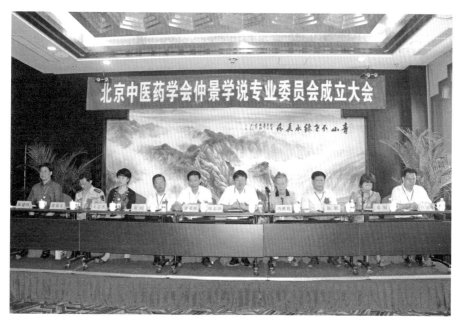

2012 年北京中医药学会仲景学说专业委员会成立

仲景学说专业委员会。这个想法当即得到北京市中医管理局领导的认可和支持。经过紧张筹备和严密组织，按照相关章程，2012年8月26日，北京中医药学会仲景学说专业委员会成立大会圆满召开，团队学术骨干冯学功教授当选为第一届主任委员。学会以学习、研究、应用和传播经方学术为己任，依托学会和研究室，在冯世纶教授指导下、在冯学功教授的主持下，我们承办了"海淀区经方进社区工程"和"全国经方巡讲"、"北京经方沙龙"等一系列活动。

前面提到，为什么经方师承班能够一石惊起千层浪？三个原因：第一条是胡老学术之美，第二条是冯老的无私奉献精神。第三条就是大家团结一心不图名利的作风。这既是经方师承班的作风，也是胡希恕名家研究室的作风，亦是北京中医药学会仲景学说专业委员会的作风。

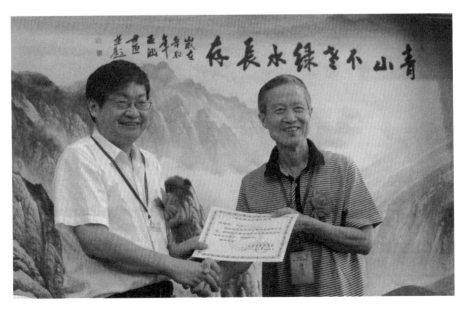

北京市中医管理局屠志涛局长（左）为北京中医药学会仲景学说专业委员会名誉主任委员冯世纶老师颁发证书

　　对于学术活动的具体工作，我们采取了项目负责制"唯一责任人制（杜绝多人负责的扯皮现象）"，即专项专人负责，其他人根据工作开展的需要进行配合。比如，对于闻名遐迩的"全国经方论坛"的承办工作：2010年的首届全国经方论坛和2013年的全国经方论坛，由张广中主任医师发起并全面负责，大家配合做好各项分担的工作（其中，我负责宣传和招生工作）；2011年和2012年的全国经方论坛，就由我全面负责；之后的历届全国经方论坛，均由冯学功主任全面负责；对于胡希恕名家研究室的工作，由我负责主持建设；对于北京中医药学会仲景学说专业委员会的工作，由冯学功教授牵头组织并全面负责；还有许多重点的具体工作，也是由大家根据情况分工负责、高效完成。

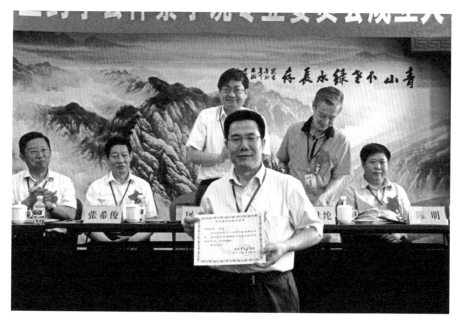

2012年冯学功教授当选为北京中医药学会仲景学说专业委员会主任委员

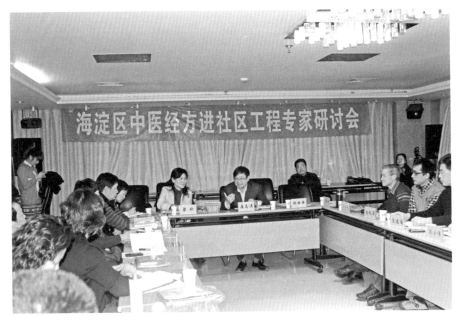

2013 年相关专家对委员会承办的海淀区经方进社区工程进行研讨

六、开展全国经方巡讲

从 2013 年开始，在北京中医药学会仲景学说专业委员会和胡希恕名家研究室的组织下，开始启动"全国经方巡讲"工作，在各界的大力支持下，在全国各地中医学子的广泛参与下，每年开展百人以上的经方学术交流活动达到 20 场以上，每年的受众群体达到数千人。团队的成员带着胡希恕先生的经方学术，从直辖市到省会城市，从地级市到县级中医院，几乎走遍了全国各地，场场会议座无虚席，广受好评，反响巨大。

值得特别提及的是，2017 年的胡希恕学术思想研讨会开到了仲景故里——河南南阳，由京豫宛三地联合主办的仲景书院为期两周一期的培训，也被指定重点学习胡希恕经方学术。在冯世纶教授的带领下，我们一同祭拜了医圣仲景先师。基于对发展和弘扬仲景学说所做出的突出贡献，医圣祠专门立碑纪念胡希恕先生。在此，感谢南阳市中医管理局各级领导和医圣祠的支持！感谢为立碑一事跑前跑后、无私奉献的师承班冉铁群和季之恺同学！

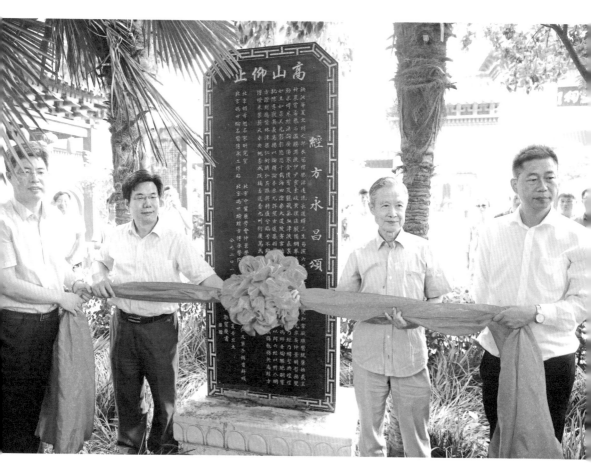

2017 年胡希恕名家研究室在南阳医圣祠立碑纪念

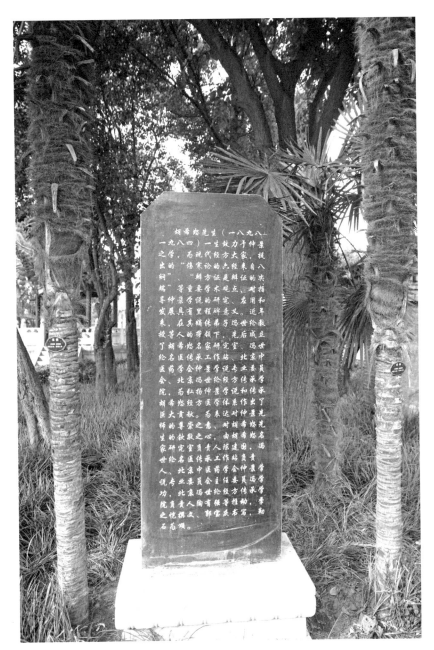

河南南阳仲景故里医圣祠立碑纪念胡希恕先生对经方学术的发展做出的贡献

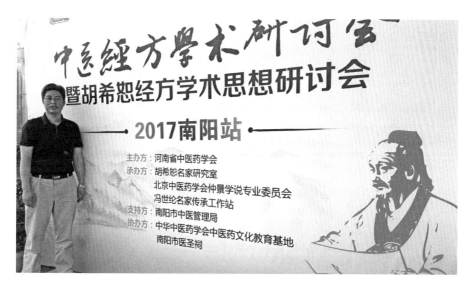

2017 年在仲景故里河南南阳召开胡希恕学术思想研讨会

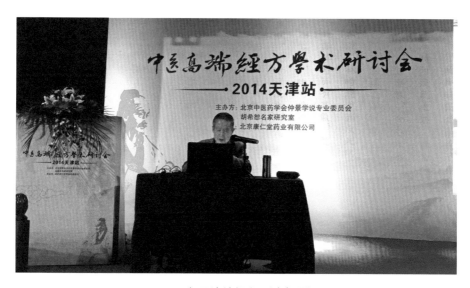

2014 年天津站经方研讨会现场

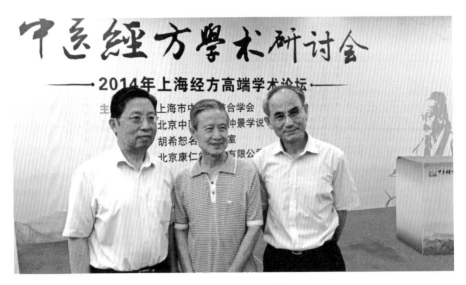

2014 年上海站经方研讨会现场

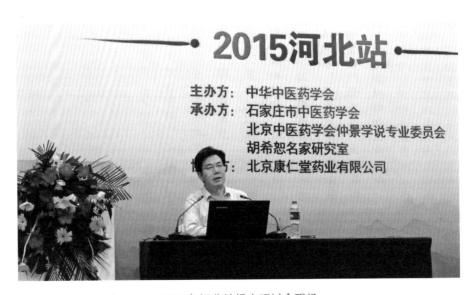

2015 年河北站经方研讨会现场

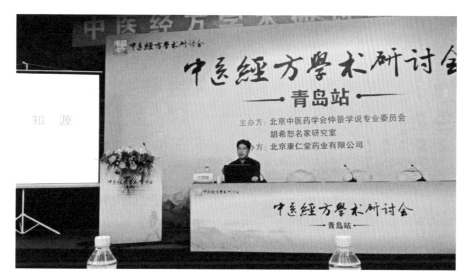

2014 年青岛站经方研讨会现场

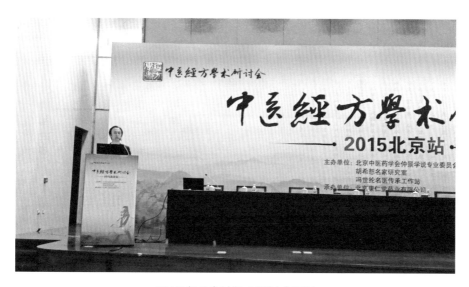

2015 年北京站经方研讨会现场

七、建设胡希恕经方医学传承基地

在冯世纶老师的带领下，依托胡希恕名家研究室和北京中医药学会仲景学说专业委员会，胡希恕先生的经方学术得到了广泛传播，乃至漂洋过海。胡老学术严谨实用，海内外的中医学子高度认可。鉴于进一步学习和学术支持的需求，有些京外单位多次提出创建"传承基地"的申请，希望胡希恕名家研究室给予长期的学术引领和帮扶。根据大家的申请，胡希恕名家研究室经过研究，决定对专业基础比较好的单位以研究室的名义建设传承基地，命名为"胡希恕经方医学传承

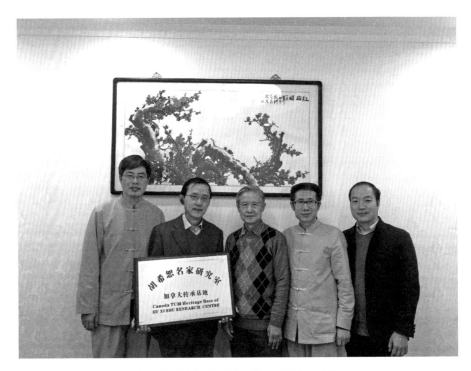

给胡希恕名家研究室加拿大传承基地授牌

基地",希望各个单位自发组织起来,对胡希恕先生的经方学术进行深度传承、广泛传播。首批开始建设的传承基地是加拿大传承基地、海南医学院第二附属医院传承基地、山东青岛中西医结合医院传承基地、河南濮阳市中医院传承基地、河南登封市中医院传承基地、内蒙古乌拉特前旗中蒙医院传承基地等。

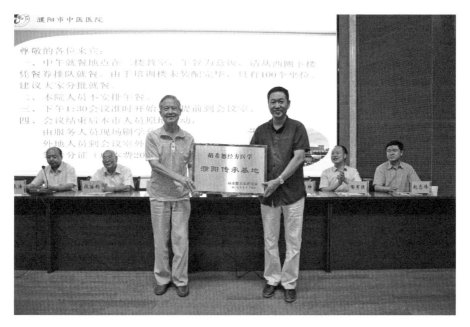

胡希恕经方医学河南濮阳传承基地揭牌暨胡希恕学术思想研讨会

这些基地的团队均有较好的经方基础,并且一些团队很早就已经自发组织当地中医学子学习胡希恕经方学术,组织过百人以上的胡希恕学术思想研讨会一场或多场,并开展持续化的网络交流活动,相信他们会对胡希恕先生的经方学术研究、传承和传播做出更大贡献。

八、胡希恕经方传承，永远在路上

2018 年是经方大家胡希恕先生诞辰 120 周年。自 2016 年开始，冯世纶老师就在多个场合强调，这是一个需要高度重视的时间节点。老师自己也非常重视此事。老师强调得多了，大家也逐渐形成了共识：是到了对胡老经方学术的传承、传播工作，进行阶段性总结的时候了。大家都高度重视并行动起来。在中华中医药学会的指导参与下，确定将胡希恕先生诞辰 120 周年的纪念活动，办成以学术内涵为主的系列活动，持续时间为 1 年。

在冯世纶老师的指导下，一系列活动就开展了起来。此次纪念活

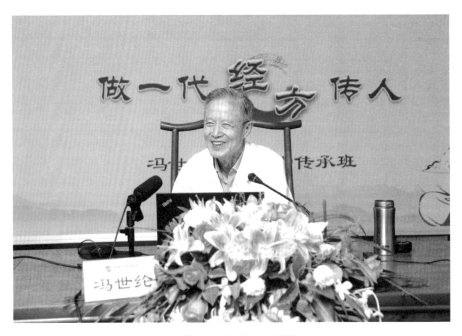

冯世纶教授在传承班授课

动主要从以下几个角度做工作：第一，整理出版《胡希恕医学全集》；第二，在全国各地举办胡希恕学术思想研讨会；第三，在海内外建设胡希恕经方医学传承基地；第四，在多个专业委员会举办胡希恕经方学术专场；第五，开展两个文化之旅：一是医圣祠立碑，二是探访胡希恕先生的家乡；第六，将第九届"全国经方论坛"举办成胡希恕经方学术专场。在大家的共同努力下，所有工作都在有条不紊地推进中。

《走近胡希恕》一书的出版，是整理出版《胡希恕医学全集》工作的一部分。这本书的筹备，师弟马家驹从 2010 年就列入胡希恕名家研究室的工作计划了，搜集相关资料和探访胡老传人的工作，都是他实际落实的，他为此付出了很大努力。后来，随着出版计划时间的临近，陶有强师弟投入很多精力来完善这本书稿。看到这本书各项资料的逐步完善，我也倍感欣慰。特别是看到陈雁黎老师写的追忆胡希恕先生的文字，那种感念师恩的至诚，以及文字中展现的胡希恕先生的音容笑貌，尤其是胡希恕先生对经方学术孜孜以求的精神，这些都令我感动不已、潸然泪下。

我们这一代中青年人，都没有见过胡希恕先生本人。更多的人知道胡希恕先生的学术，大概是从冯世纶老师 1994 年编写的《经方传真》开始的。到如今二十多年过去了，胡希恕先生的经方学术，如今已经蜚声海内外了。我与许多学习胡老经方学术的人交流，无论是当面交流还是通过网络，他们都有一个共识：胡老的学术对他们学习和研究经方提供了巨大的帮助，促进了临床疗效的明显提高，因此，怀着一颗感恩的心，大家都自发地愿意为胡老学术的传承和传播做力所能及的贡献。或许正是主要基于此，胡老的学术在海内外得到了广泛的传播。

胡老的学术仍旧需要进一步整理和发掘，胡老的学术需要更好地传承和传播。与此同时，我们更应该传承胡希恕先生的精神，那就是在学习和研究中医的道路上，永远保持一颗求真务实的心，弘扬为提高临床疗效、解除患者痛苦而孜孜以求的浩然正气。

在胡希恕先生这种精神的感召下，中医的学习，我们一直在路上！

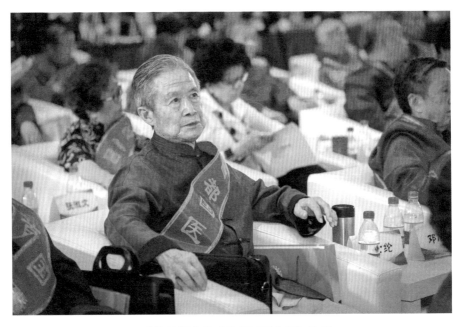

冯世纶教授荣获"首都国医名师"称号

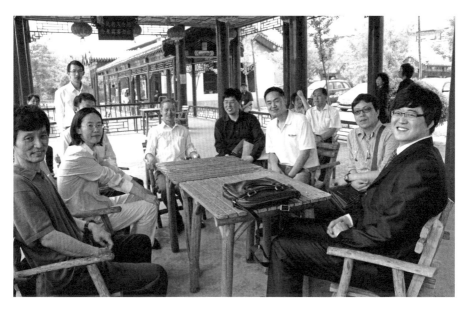

冯世纶老师与韩国代表团委员亲切交流学术

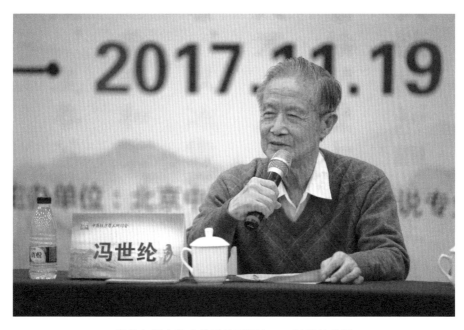

胡希恕经方学术传承的引领者——冯世纶教授

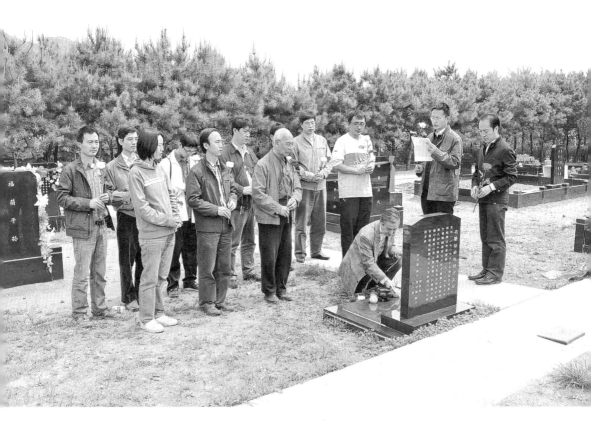

2011年冯世纶和段治钧老师率众祭拜胡希恕先生

第九节

《胡希恕医学全集》提要简介

陶有强（胡希恕名家研究室成员，冯世纶经方传承班班主任）

2011 年胡希恕学术思想研讨会（北京中医药大学）

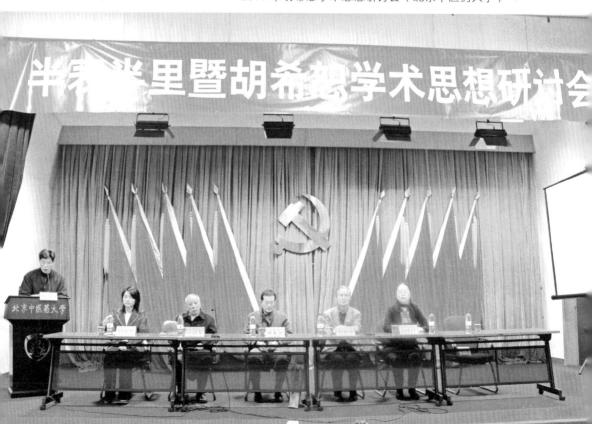

　　冯世纶教授回忆：胡老在病重昏迷时，连续几个晚上，说得最多的呓语是："你看！出现了问题了吧……美国代表团来啦！日本代表团来啦！……"1984年春节胡老病情好转回家后，却又如常人般地对我们说："我这一辈子，搞社会关系、搞人事关系是失败的；但我读书是成功的！"这可能是胡老的人生自画像吧。

　　走近胡希恕不难发现，其一生关注中医学术，潜心研究，发现问题，尤其是指出《伤寒论》存在误读传统，尽一生之力进行探讨，力争厘清其学术体系，其留下的部分笔记资料似乎在无声地诉说：胡希恕是读书成功之人。其成功在于展示了《伤寒论》的主要理论体系、方证理论、治病方式方法。

　　若要全面了解胡希恕先生的业绩和学术，请看陆续出版的《胡希恕医学全集》相关著作吧。

编辑出版《胡希恕医学全集》（以下简称《全集》）是纪念胡希恕先生诞辰 120 周年活动的重要组成部分，其目的和意义，冯世纶老师在《全集》的序言中明确说到："除了让我们能够系统、完整地学习胡希恕'六经、八纲、方证'经方医学体系，还希望广大读者能够通过全集有所感悟：如果放眼历代医家研究经方的累累硕果，我们会发现，胡希恕先生研究经方的成果，只是经方医学发展过程中的一小部分。对《伤寒杂病论》乃至'经方医学'的深度化研究，必须要下大力气进行继承和弘扬。'经方医学'仍然存在许多问题亟待研究、探讨和突破，需要一代又一代医家进行理论思考和临床实践，既需要历史的循证，亦需要集体的努力！"

《全集》所收录文献，多是从已出版系列书籍中精选而来，收入时个别名称有调整，今将各专著主要核心内容提要介绍如下：

条文解读类

1.《胡希恕伤寒论讲座》（中日录音增补版）：是根据胡希恕先生生平最后一次讲授《伤寒杂病论》（以明代赵开美本核校）的录音资料整理而成。此时其学术思想已处于成熟期，理论与临床造诣已臻化境，尤能深入浅出地娓娓道来。其真知灼见在讲课录音中处处闪现，贯穿始终。读文章著作，大意虽能知晓，但其细节处仍嫌模糊，现在闻其亲自讲解，自比看文章更进一步，特别是讲解中的一些"闲话"，更多启发之处。

2.《胡希恕金匮要略讲座》（中日录音增补版）：是根据胡希恕先

生生平最后一次讲授《伤寒杂病论》（以明代赵开美本核校）的录音资料整理而成，是《胡希恕伤寒论讲座》的姊妹篇。先生根据长期大量的临床体会和对经方医学理论体系的深刻理解，对《金匮要略》逐篇讲解，针对临床诊治疾病过程中普遍存在的问题提出了一系列具有指导意义的独到见解。

3.《六经辨证解温病——胡希恕〈温病条辨〉讲义》：是现代著名经方家、北京中医药大学东直门医院教授胡希恕先生以"六经—八纲—方证"的伤寒理法，用"按语"的方式评说《温病条辨》上中下三焦篇章。虽是一家之言，但极具启示意义。是"以伤寒解温病"的代表力作。胡希恕先生处处以伤寒临床家的角度对《温病条辨》进行解读，在按语中明确提出"为病的阴阳表里虚实，仲景乃括之以六经，树立了中医学特有的病理生理学的大纲"。上焦篇第二十三条，胡老则直言不讳："若治亦只有白虎重加人参一试，东垣清暑益气汤又何足以当之。又于猛恶温热证，则必须急下其热，我每用炙甘草汤去桂姜参枣，加大量石膏、大黄，为益津下热之治，极验，学者可试之"。中焦篇第四十二条，胡老单刀直入："潮热、呕恶、烦渴、汗出、胸痞、自利等证，明是阳明少阳并病之属，用小柴胡汤治之乃佳。所出杏仁滑石汤，与证不大合拍。"《胡希恕〈温病条辨〉讲义》原书系油印本，所引《温病条辨》版本为问心堂版本（增加"补秋燥胜气论"），且只选取最精华的上中下三焦篇章，删去序言、凡例及原病篇、杂说、解产难、解儿难及文中所夹朱评、汪按、征按。

4.《胡希恕讲伤寒杂病论（精要版）》：是冯世纶教授等胡老弟子根据著名经方大师胡希恕先生的讲课录音及笔记整理而成的精要版本。讲述《伤寒杂病论》张仲景医学特点，强调它是有别于《内经》

而成独特的中医理论体系。分上下两篇，上篇讲解《伤寒论》原文，下篇讲解《金匮要略》原文，其特点是以八纲释六经及方证，并结合临床解读，易于理解和应用。

5.《经方医学——六经八纲读懂伤寒论》：在兼容《中国汤液经方》"伤寒论传真"篇章的基础上，增加了胡希恕后期的研究成果，反映了胡希恕对经方研究的主要思想。由冯世纶教授整理了胡希恕先生一生研究《伤寒论》的成就，以"六经一八纲一方证"理论为指导，摆脱了《伤寒论》研究史上的误读传统，又紧密联系临床实践，解读《伤寒论》每条条文和方证，并进一步探讨每一方证的六经归属，使读者能够读懂《伤寒论》。

6.《六经八纲读懂金匮要略》：在《中国汤液经方》"金匮要略传真"篇章的基础上，增加了胡希恕后期的研究成果，反映了胡希恕对经方研究的主要思想，其研究重视对《伤寒杂病论》原文注解。同时增加了本书主编冯世纶教授新的认识和体会，并探讨了方证的六经归类，体现了对经典的继承和弘扬。

【另：胡希恕其他弟子段治钧、陈雁黎、单志华等也分别对胡老传授《伤寒》《金匮》的"条文解读"，结合学习笔记做了整理、编注，如《胡希恕越辨越明释伤寒》《胡希恕金匮要略学习笔记》等】

方证药证类

1.《经方传真：胡希恕经方理论与实践》（以"六经"分类方证）：继承经方大师胡希恕先生研究经方成果，即《伤寒论》的六经来自八纲，在病位类方证的基础上，率先以六经类方证之作，即把《伤寒论》《金匮要略》中的方证进行六经归类，来探讨经方的六经和方证关系，冀以明了六经辨证理论体系的实质。是以经为纲，以经统方，探讨临床先辨六经，继辨方证，以方证归类，印证六经实质，堪称"解读张仲景医学"的力作。

2.《胡希恕病位类方证解》（以"病位"分类方证）：主要向读者展现胡希恕先生对以病位类方证的探讨，全书分表证类方、里证类方和半表半里证类方三大部分。读者阅读本书并结合阅读《经方传真：胡希恕经方理论与实践》和《经方方证传真：胡希恕"以方类证"理论与实践》，可以了解胡希恕先生关于类方研究的思路。

3.《经方方证传真：胡希恕"以方类证"理论与实践》（以"类方"分类方证）：全书以"类方"（如桂枝汤类方、麻黄汤类方、泻心汤类方等）分类方证，并且有例有案，结合实践，使治病的思想方法，深入浅出跃于纸上，这不但为学习仲景学说开阔了眼界，同时也发展了经方治疗的经验，为研究胡老医学提供了有利条件。

4.《胡希恕〈伤寒论〉方证辨证》：分为两部分：一是胡希恕所用"临床常遭遇的方证"辨析；二是胡希恕1962～1965年讲课札记及部分医案。正如主编陈雁黎老师在书中写到："我有机会跟随胡希恕老师临床见习（1961年）与实习（1963年）。胡老在家中讲课（持续到1966年），每讲都有提纲，有讲我必先到，并做好笔记，积累了很多第一手资料。"

5.《胡希恕经方用药心得十讲——经方用药初探》：在经方理论指导下，探讨怎样临证用药，以实现有是证，用是药，以体现方药对应。通过分析161味药分别在方证中的作用，探明该药的性能、功效及适应证，探讨每一药味与方证的关系及与六经的关系，达到正确熟练运用该药。《胡希恕经方用药心得十讲》第一讲论述经方用药特点；

第十讲概说六经用药；第二讲至第九讲论述经方常用药味，具体论述分以下四项为纲目：药物基本知识、解析所在方证、解读药味特点、药物功用述要。

医论医案类

1.《中医临床家胡希恕》：收入《全集》前名《中国百年百名中医临床家丛书·胡希恕》（中国中医药出版社，2001）。胡希恕先生是我国近代著名的经方家，他一生致力于《伤寒论》《金匮要略》的研究，率先提出《伤寒论》的六经来自八纲，并将其方证灵活地应用于临床，取得了卓越的疗效，为国内外学者所称道。本书以19类病症123则案例为依托，比较系统地整理总结了胡老经方辨证的思路与经验，对于后人学习、研究与运用《伤寒》《金匮》颇多启迪，是一部难得的上乘佳作。

2.《走近胡希恕》：为整理胡希恕经方医学的师承细节、传承脉络，在胡希恕先生诞辰120周年前夕，胡老学术传人收集整理相关资料，编纂了这本文集和画册。内容为胡希恕先生生平事迹、生前所带学生的回忆性文章或专题访谈，追忆和重温了一代经方大师胡希恕生活和学术生涯的点滴风貌。此外，本书内容还包括胡老学术传人团队传承胡希恕经方医学系列活动纪实，希望为中医师承教育提供一个细节化的生动模板。

3.《胡希恕医论医案集粹》：是学习研究胡希恕学术思想的又一重要参考资料。书中的新文献资料有：胡希恕先生亲撰论文《柴胡剂的应用概述》、由编者记录保存的胡希恕先生讲"常见病的治疗"和胡希恕先生的七十八个医案。为方便读者学习，在胡希恕先生教学讲座录音中，采撷了五个专题辑录，还有大量的胡希恕先生治疗经验摘选等丰富内容。这不但对读者读懂张仲景，并掌握仲景书辨证施治的方法体系和其精神实质，会有所裨益，而且对临床实践有直接的借鉴和启示作用。

4.《胡希恕讲仲景脉学》：系胡老弟子段治钧先生依胡老《脉学概说》原稿，按照胡老已做的示例，根据侍讲时的学习笔记，整理而成的仲景脉学专著。《胡希恕讲仲景脉学》真实地反映了一代中医经方大师研读仲景书的真知灼见，同时展示了其学术思想、治学特色，以及仲景脉学的突出特点。

第十节

胡希恕经方医学传承"画传"

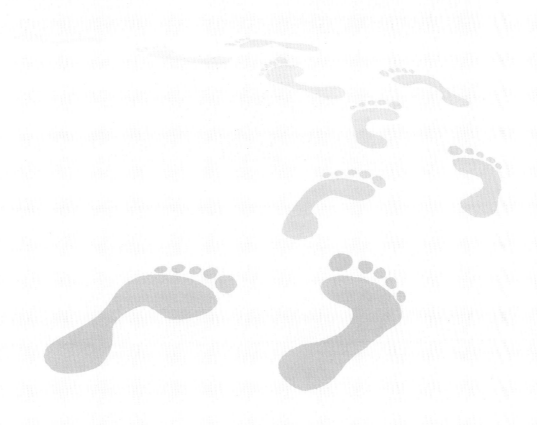

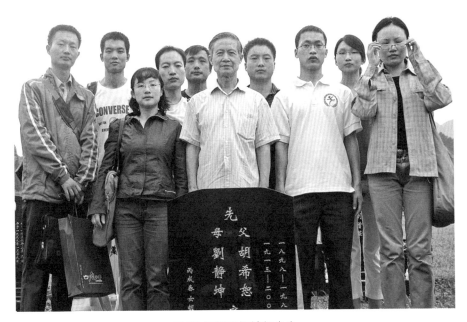

2008 年祭拜胡希恕先生

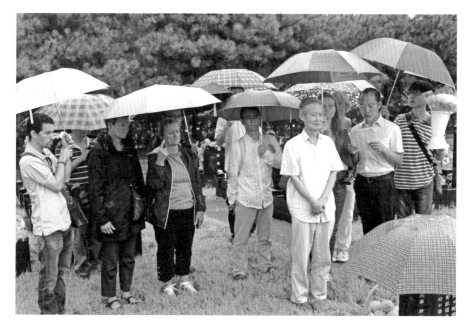

2014 年祭拜胡希恕先生

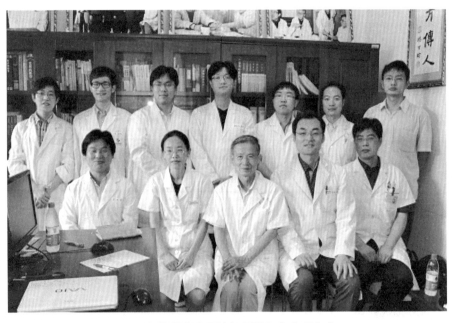

2011 年韩国代表团访问胡希恕名家研究室

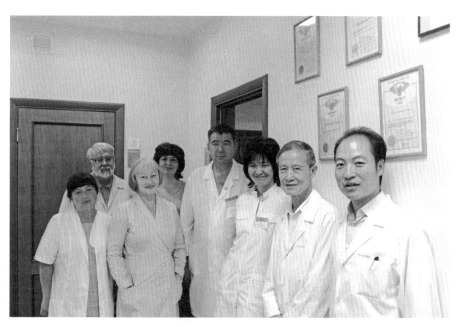

2011 年冯老赴俄罗斯交流胡希恕经方学术

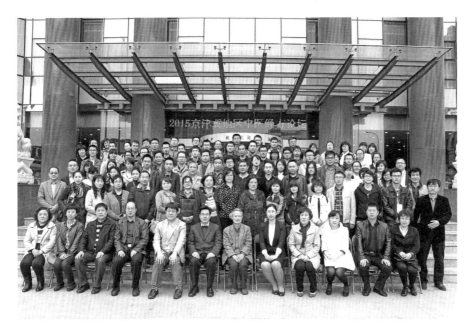

2015 全国经方学术巡讲——天津站

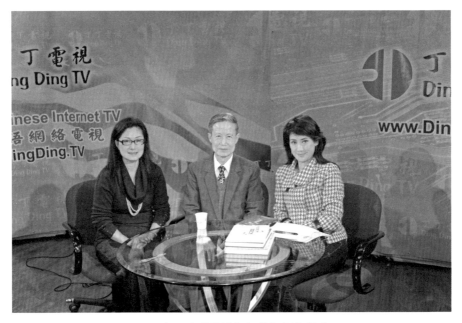

2012 年冯老赴美讲解胡希恕经方学术

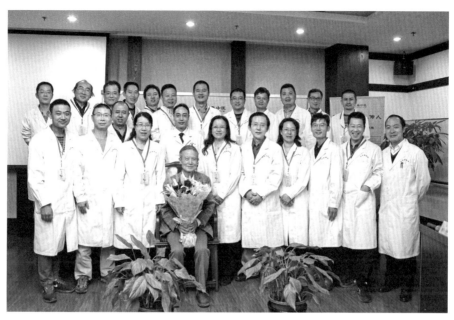

第四期经方传承班合影

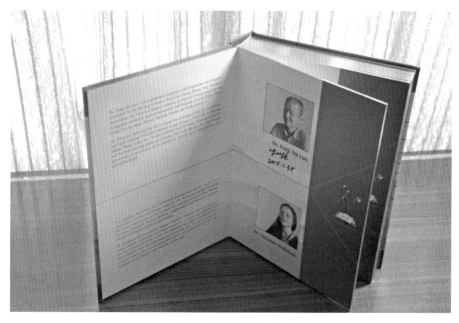

中英双语版讲课实录

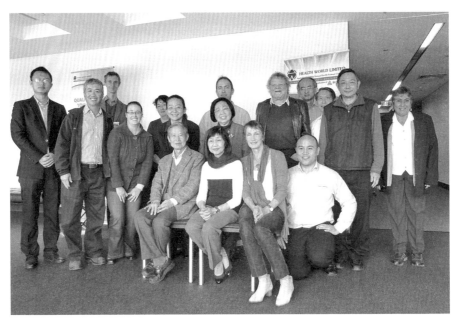

冯老在澳洲授课师生合影

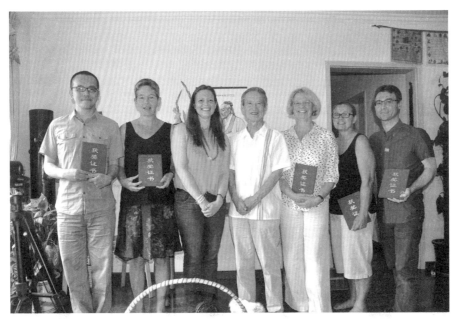

冯老为国际经方班部分来华跟诊学员颁发证书

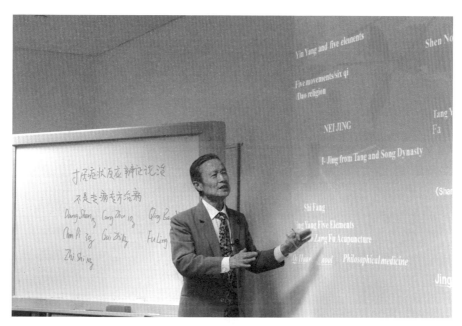

2012 年冯老赴澳洲传播胡希恕经方学术

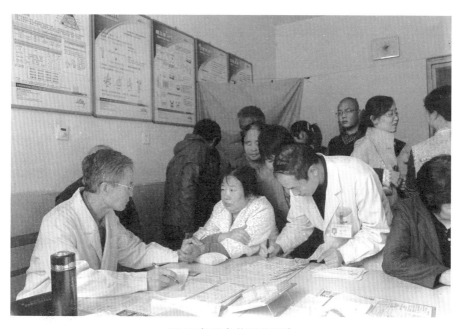

2012 年冯老赴晋州义诊

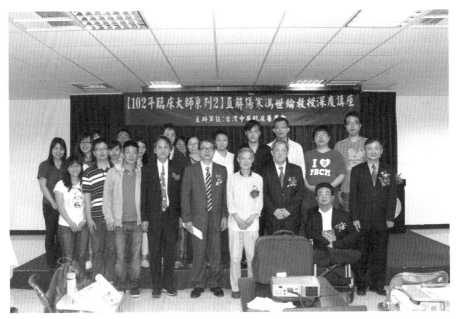

冯老赴台湾传播胡希恕经方学术

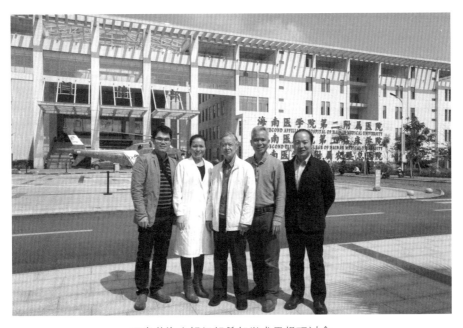

冯老赴海南组织胡希恕学术思想研讨会

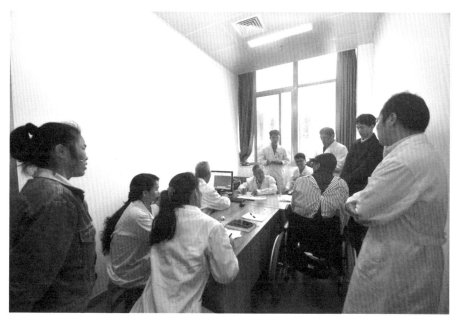

冯老经方带教

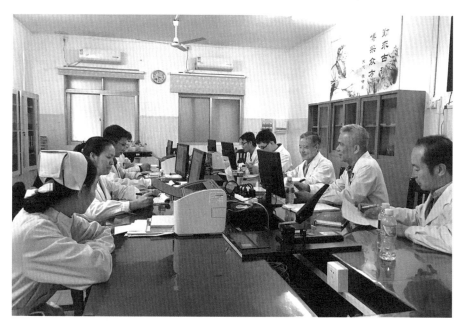

经方座谈会

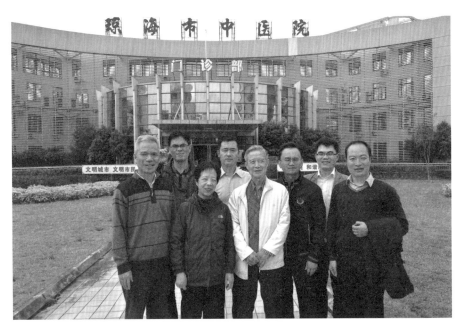

到海南琼海传播经方

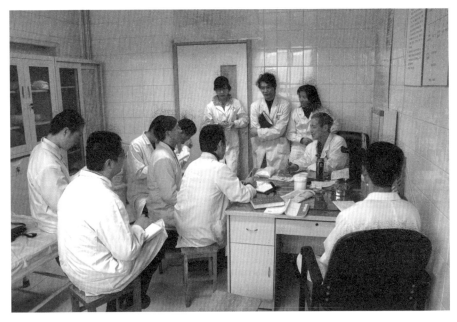

冯老带教学生(陈建国摄)

后 记

继承胡老遗志，做一代经方传人

陶有强（胡希恕名家研究室成员，冯世纶经方传承班班主任）

冯世纶教授亲自主讲的经方医学传承班已举办 15 期 ▼

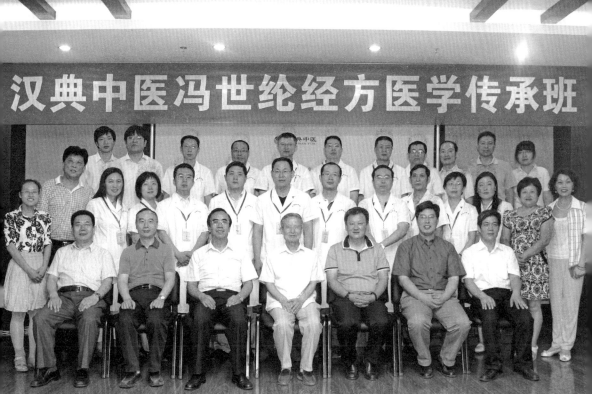

冯世纶老师反复说到，学用好经方，传承好经方，就是对胡老最好的纪念！

胡老集毕生之精力，以论释论，取精用宏，虽迭遭孤绝之境，犹能潜心定意，矢志不移，著雄文浩瀚，育桃李百千，正源流，明六经，举方证，析辨证之实质，执方法之径由。

近四十余年来，冯世纶教授等系统发掘整理胡希恕先生学术，出版系列著作，体系初就，使今世之人得睹先生之道德学问，使后之学者终能学有所宗！

胡希恕先生生前非常重视办学教授经方，我们继承这一传统，探索了经方的教学。近二十年来，众再传弟子协力奋发，申办专门学术组织，成立研究室站、学会、学院；完善理论体系，编撰特色教材，组建师资队伍，通过网络教学、全国各地巡讲、短期培训班，系统讲授经方理论。并结合临床带教，使众多经方爱好者登堂入室，学懂了《伤寒论》。迄今为止，网络师承班已培养经方学子逾千人，经方医学传承班已举办15期，培养了300余位经方骨干。我们的教学还引起国外经方爱好者的关注，纷纷远道而来现场听课、临床跟诊。欧美不少爱好中医者，学用中医遭遇长期困惑，后来听课、跟诊后，很快学懂《伤寒论》，掌握了经方医学，运用于临床，颇为得心应手。胡老的"六经来自八纲"等学术主张，正日益获得广大海内外同仁普遍认可和推崇……但经方的路还很长很长，我们誓承先生遗志，做一代经方传人！